これからの
石綿対策

外山尚紀

公益財団法人
大原記念労働科学研究所

はじめに

　石綿の被害が止まらない。日本では2017年に石綿で発症するとされる悪性腫瘍である中皮腫の死亡者が1,555人に達し、石綿関連疾患による労災認定者は統計上の労働災害による死亡者を超え1,000人以上となった。WHO は全世界の石綿による死亡者を22万人と推定している。

　石綿は、建材を中心に大量に使用された。身の回りに残されていて、どこにでもある強力な発がん物質である。現実に大きな被害を出しており、これからも被害が増え続ける。病気の潜伏期間が極めて長い、容易に発塵して目に見えず自覚なく曝露（石綿の粉塵を吸い込むこと）する、職域だけでなく周囲の人々に被害をもたらす、などの特徴がある。職業上のリスクとなる有害物質は数多いが、石綿のような物質はほかにはない。

　私は NPO である東京労働安全衛生センターのスタッフとして石綿とかかわり20年になる。同センターは、働く者の安全と健康を守り、職場の労働災害と職業病を防止し、快適な職場環境作りを支援するために1998年7月に設立され、2000年4月に特定非営利活動法人となった。労働災害と職業病の相談窓口として、また、自前の分析室を持ち、作業環境測定などの工学的な側面から職場の改善を支援する活動を続けている。石綿の被害者に限らず労働災害と職業病の被害者と直接会い、話を聞き、労災補償を受けられるように支援することが主要な活動である。石綿の分野では建材の石綿含有の有無の分析、石綿の気中濃度の測定などの技術の提供も行っている。被害者の石綿曝露の実態を把握し、リスクを評価するために衛生工学的な知識や経験を労災認定や裁判の場で被災者救済のために役立ててきた。

　この20年間で石綿の被害は急速に拡大した。1995年から2017年で石綿が原因と考えられる中皮腫の死亡者は500人から1,555人と3倍にまで増加した。私自身が初めて中皮腫を発症した石綿の被害者にお会いしたのは1999

年だった。その方は、地方公務員として水道局の職場で1960年代から5年2ヵ月勤務した。その期間に下水処理施設の石綿含有パッキンなどを取り扱ったことにより石綿に曝露し、40年後の1999年に中皮腫を発症し、2001年に亡くなられた。新卒で職場に入り、希望に満ちて懸命に働いたその時期の曝露が原因で中皮腫となり、定年を迎えることができなかった。過去からの逆襲である。中皮腫という病気は、本人にも記憶にない過去の曝露が原因で発症するため、曝露の事実の実証が難しい。この方の場合は公務災害として認定されるまでに10年を要した。短期間で悪化することが多く、呼吸ができないという非情な苦しみを強いられる。そのような被害者がその後も続き、急速に増えていった。

　2002年にはNGO石綿対策全国連絡会議の呼びかけで全国から石綿の被害者の遺族が集まり、厚生労働省に使用禁止を求めた。中皮腫に倒れた家族を看取った厳しい経験から「早く石綿を禁止してほしい」と訴えたが、厚生労働省は禁止を検討することはないと言明した。このときに集った被災者とその家族は2年後「中皮腫・アスベスト疾患・患者と家族の会」を設立し、石綿被災者の掘り起こしと支援を開始した。こうしたことが奏功したのかどうかは分からないが、2004年10月、2年前の被災者家族の要望どおりに、厚生労働省は建材等主要な製品への石綿の使用を禁止した。しかし、すでに石綿の被害はじわじわと広がっていた。

　そして、2005年「クボタショック」。石綿製造工場の労働者だけではなく周辺住民にも被害を与えていたことが大きな衝撃を与えた。住民5人が中皮腫を発症し2人がすでに死亡していた。半年後、住民の被害は85人に上ることが判明し、さらに大きな衝撃となって日本社会を揺さぶった。まさに公害である。これで日本の石綿対策は進むだろう、と考えた人々も多かったが、残念ながら現実はそのようにはならなかった。

　確かに被害の広がりとともに、残された建材などの石綿含有製品の対策が進められてきた。2004年には建材への石綿使用が禁止され、2005年には既存石綿を主な対象とした石綿障害予防規則が施行された。労働安全衛生法、大気汚染防止法、建築基準法などによって既存の石綿は規制されている。法整備はある程度進んだものの、とても十分とはいえない。厚生労働省は解体などの作業に従事する労働者を保護するために、環境省は周辺住民を守るために、国土交通省は建物利用者を守るために、それぞれが異なる立場から規制している。いわゆる「縦割り」で、既存石綿の把握、管理、除去、廃棄という各段階での統一した管理とはなっていない。例えば、建物に残された石綿含有建材の調査や分析は独特な技量が求められるが、日本では資格者による調査・分析が義務づけられていない。改修工事のたびに調査を繰り返し、調査のたびに結果が異なるようなこともある。調査ミスによって石綿含有建材を無対策で除去してまった事例も数多い。身近に残された発がん物質のリスクを日常的かつ継続的に管理するという発想が不足している。発がん物質の除去というリスクの大きい作業にライセンスも登録制度もない。工事の際に石綿を飛散させてしまう事故が後をたたず、労働者と周辺住民を発がん物質に曝露させても、罰則はほとんど適用されない。

　英国などのかつて石綿を大量に使用した先進国では、系統的かつ強力な規制により資格、ライセンスを設けて建物所有者、調査者、分析者、管理者、除去業者等を監督し、違反者には容赦なく罰則を適用している。英国の石綿対策の基本にあるのは、石綿が強力な発がん物質であることの共通認識が社会全体で共有され、発がん物質のリスクを管理し、被害を最小にすることである。日本の既存石綿対策は諸外国から立ち遅れたと言わざるを得ない。

立ち遅れを取り戻すための省庁の動きも始まっている。大気汚染防止法改正のために中央環境審議会大気環境部会石綿飛散防止専門検討会が2012年招集され、私も委員を委嘱された。8回の委員会を経て中間報告書を作成した。その中には、震災の経験も踏まえて、規制対象の建材の拡大、罰則の強化、除去事業者のライセンスまたは登録制、第三者による検査、大気濃度測定と基準の策定、などが検討された。しかし結果的に改正点は、①工事の届出主体を事業者から発注者へ変更、②事前調査結果の発注者への説明義務、③自治体の立入検査対象の拡大、④立入検査拡大に伴う罰則の拡大、の4点にとどまった。発注者の責任強化は、枠組みを変えるという意味で大きな改正と評価できるが、必須の重要事項が先送りされた。

　現存している石綿含有建材の対策を進めなければ被害は終わらない。そのために本書は、あまり知られていない石綿のリスクの大きさと特徴を示すこと、日本におけるこれまでの石綿対策の課題を示すこと、そして、これからの石綿対策を提言することを目的としている。そのため本書のタイトルを「これからの石綿対策」とした。現状の被害の補償の面での問題、例えば肺がんの労災認定基準が厳しすぎるために救済されるべき人たちが救済されていないこと、職業性以外の被災者を救済するための石綿被害救済法の補償が貧弱であること、そして世界には未だ石綿の採掘、輸出、使用という愚行を続けている国が存在すること等、多くの課題が歴然として残されている。それらも深刻で重要な課題であることは明らかだが、本書は日本で今私たちの身の回りに残されている石綿のこれからの対策に焦点を絞る。

　第1章 石綿と石綿のリスクでは、石綿とは何か、そのリスクはどのようなものかについて解説している。石綿のもつ特異性、そのリスクの大きさと特徴、定義をめぐる議論等について概観する。

　第2章 石綿曝露では、石綿の特異性とも相まって分かりにくい曝露の実態について実際の測定とリスク評価に基いて示す。また、日本での石綿対策の遅れについても見てみる。

　第3章 石綿対策の現状と課題では、欧米と比較して遅れた日本の石綿対策の現状と課題を示すために、石綿規制の全体的な構成と個別の法律の持つ現状と課題について解説している。

　第4章 震災と石綿では、現実の石綿被害を発生させている阪神・淡路大震災について振り返り、東日本大震災での石綿対策、その後の熊本地震の3つの震災と石綿について私たちの経験を交えて紹介する。

　第5章 英国の石綿対策では、世界で最初に石綿の大規模な産業利用を開始し、現在大きな被害を発生させている英国の石綿規制の歴史と現状について概観し、日本の石綿対策に活かしたい。

　第6章 これからの石綿対策では、すべての章から導き出される採るべき、そして合理的に採り得るこれからの石綿対策を提案する。

第1章 石綿と石綿のリスク

第1章　石綿と石綿のリスク

　「石綿（いしわた、せきめん）」または「アスベスト」は天然の鉱物で、地球上の各地で産出する。有用な鉱物として、古くから利用されてきたが、発がんなどの人体への影響があり、日本を含む60ヵ国以上ですでに輸入や新規の使用は禁止されている。労働安全衛生に携わる者にとって、石綿は比類がない物質である。物質としてのユニークさ、有害性の高さ、潜伏期間の長さ、被害の大きさ、測定や分析の難しさが際立っている。

　そのために世界中で「殺人粉塵（Killer dust）」や「最悪の産業殺人者（Worst industrial killer）」また、「静かな時限爆弾（Silent time bomb）」などの通称で呼ばれている。石綿は危険で複雑な物質なのだ。

1．石綿とは

広い意味での石綿の定義

　広義での石綿の定義は「繊維状鉱物」である。米国地質学研究所はもう少し詳しく「柔軟で曲げられ、耐熱で、化学的に不活性で、電気絶縁性があり、長く細く強い繊維に容易に分かれる高度に繊維化した珪酸塩鉱物」[1]としている。耐熱、不活性、電気絶縁性などの鉱物としての特徴と「柔軟で曲げられ」という繊維としての特徴を併せ持っていることが石綿の特徴である。

　珪酸塩鉱物は地球を構成する鉱物で、地殻の大部分を占めるありふれた鉱物である。その中の「繊維状」の形態をしたものだけを石綿と呼んでいる。鉱物学的には地殻の中で岩石が生成する過程で水、熱、圧力の作用で岩石が繊維のような形にできあがるものが石綿である。石綿は石綿鉱山で採掘されたものを、選別して開綿（ほぐすこと）しただけで、そのまま製品に添加される。繊維状と言っても針金のようなものではなく、ごく細い繊維で柔軟性がある。土中から掘り出した石が綿のようにふわふわとして

手で裂ける。「石綿」という文字のとおりに「石」の「綿」である。

　石綿繊維は極めて細い。石綿の最も細い単繊維は0.02μmで、400倍の光学顕微鏡では分解能の限界のため見えない。目に見える石綿繊維は数百、数千の単繊維が集まった繊維束として観察される。海をわたるPM2.5と比べて百分の１、直径30μmの花粉と比べて1500分の１の大きさになる。花粉用のマスクでは石綿の単繊維は捕まらない。

石綿の種類

　石綿には２つの鉱物グループに属する基本的に６つの種類がある（**表1**）。商業的に利用された石綿は、蛇紋石族のクリソタイル（白石綿）、角閃石族のアモサイト（茶石綿）とクロシドライト（青石綿）がある。これらの名称は石綿につけられた「商品名」に近いもので、石綿のみを指している。例えばアモサイト（Amosite）は Asbestos Mine of South Africa の略である。他の３種類の名称は鉱物学的な定義に基づく鉱物の名称である。元の鉱物（母岩）の名の後に「石綿」をつけたもので、これは母岩の中で繊維状の形態を持つものを意味している。例えば「トレモライト」という種類の鉱物の中で繊維状の形態を持つものを「トレモライト石綿」と呼んでいる。一般に「トレモライト」というと石綿ではない硬い塊状の鉱石を指す。石綿のように線維化した鉱物は特殊なもので、繊維状ではないものの方がはるかに多く存在しているためである。トレモライト石綿の販

表1　石綿の種類

	名称	化学組成
蛇紋石族	クリソタイル（白石綿、chrysotile）	$Mg_3Si_2O_5(OH)_4$
角閃石族	アモサイト（茶石綿、amosite）	$(Mg,Fe)_7Si_8O_{22}(OH)_2$
	クロシドライト（青石綿、crocidolite）	$Na_2Fe_{32}+Fe_{23}+Si_8O_{22}(OH)_2$
	トレモライト石綿（tremolitea asbestos）	$Ca_2Mg_5Si_8O_{22}(OH)_2$
	アクチノライト石綿（actinolite asbestos）	$Ca_2(Mg,Fe)_5Si_8O_{22}(OH)_2$
	アンソフィライト石綿（anthophylite asbestos）	$Mg_7Si_8O_{22}(OH)_2$

売や使用は労働安全衛生法で禁止されているが、トレモライトの販売は合法である。石綿ではないトレモライトは砕くと柱状に割れて、細長い粒子になるものが多い。粒子の長さと太さの比（アスペクト比）が3：1以上になったとしてもこれらは石綿ではなく劈開（へきかい）粒子と呼ばれる。

　「基本的に6つの種類がある」としたのは、これら以外でも発がん性が確認されている繊維状鉱物があるためだ。米国モンタナ州リビーのバーミキュライト鉱山から産出されたバーミキュライト（ひる石）には不純物として繊維状の角閃石を含んでいる。トレモライトに近いものだが、化学組成が異なり、鉱物学的にはウインチャイト（Winchite）またはリヒテライト（Richterite）とされる。規制対象外の繊維状鉱物により鉱山労働者だけでなく住民にも大きな被害を出した。

石綿の用途

　石の成分を持つ綿は産業的に利用価値がある。成形しやすく、他の物質とよく混ざり、強く、燃えない。吸音性、吸着性がある。用途を目的別に分類すると、①耐火・耐熱、②保温・断熱、③強化、④パッキン、⑤吸音、⑥吸着、と多様である。石綿によるこれらの利点は、石綿を数％以上添加することによって生じる。つまり意図的に石綿を入れた製品には先のクリソタイル、アモサイト、クロシドライトの一つ以上が数％以上含有しているのが一般的である。これらの石綿含有製品が戦後の高度経済成長期から2000年代まで製造された。日本は石綿をカナダなどからの輸入に頼っていた。輸入量のグラフを図1に示す。輸入された石綿の8割以上は建材に利用された。その多くは未だ建物に残されている。

　国土交通省と経済産業省が作成した「石綿（アスベスト）含有建材データベース Web 版」（2014年2月版）には石綿含有建材は42種類、2,140製品が記載されている。代表的な建材と日本での分類を写真1に示す。吹付け材には吹付け石綿、石綿含有吹付けロックウールなどがあり、厚生労働省の分類では「レベル1」とされ、最も飛散性が高く危険なものである。

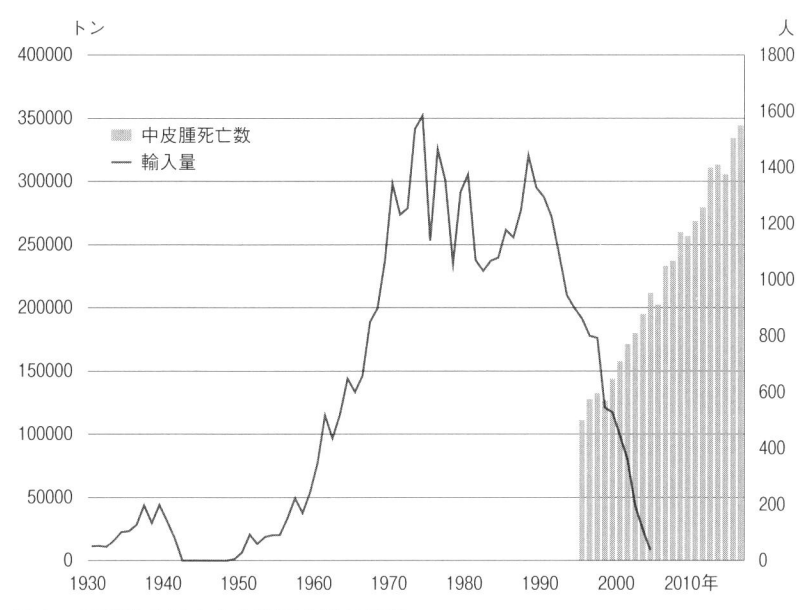

図1　石綿輸入量と中皮腫死亡数の推移

　これらの除去時にはプラスティックシートで工事区域を密閉したうえ、内部を陰圧にして石綿粉塵の漏洩を防ぐ厳重な対策が求められる。「レベル2」はレベル1に次いで飛散性が高く、除去時には基本的にレベル1と同等の対策が求められる。これには、耐火被覆板、配管保温材、屋根用折板裏断熱材、煙突用断熱材の4種類がある。これら以外が「レベル3」である。レベル3は最も種類と製品が多く、先のデータベースではスレート板、ケイ酸カルシウム板、サイディングなどの成形板28種類、2,030製品が記載されている。

　吹付け石綿と石綿含有吹付けロックウールは17万トン製造されたという推定[2]があるが、主な石綿含有成形板は少なくとも全体で4,300万トン余製造されている（**表2**）。圧倒的に成形板の量が多く、長い期間製造されており、身の回りに大量に残されている。

吹付け材（レベル１）	
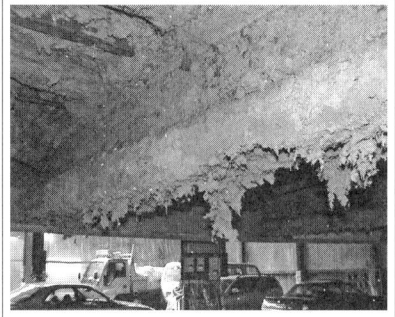 吹付け石綿	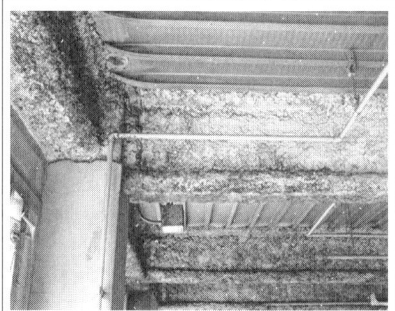 吹付けロックウール

保温材、断熱材等（レベル２）	
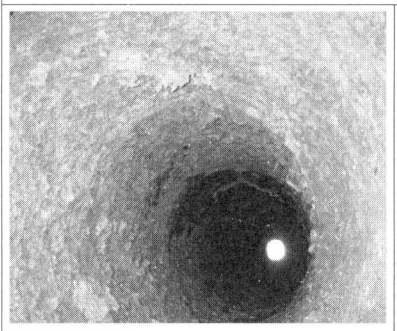 煙突用断熱材	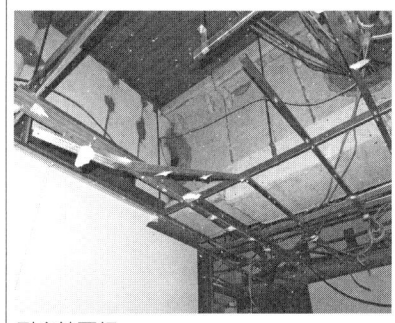 耐火被覆板
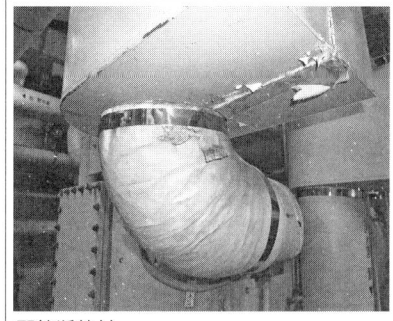 配管断熱材	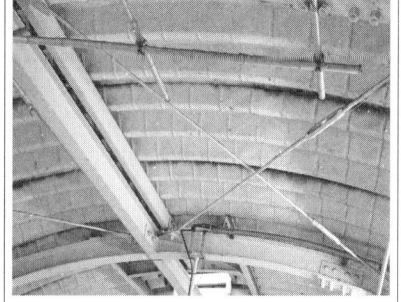 屋根用折板断熱材

写真１　主な石綿含有建材

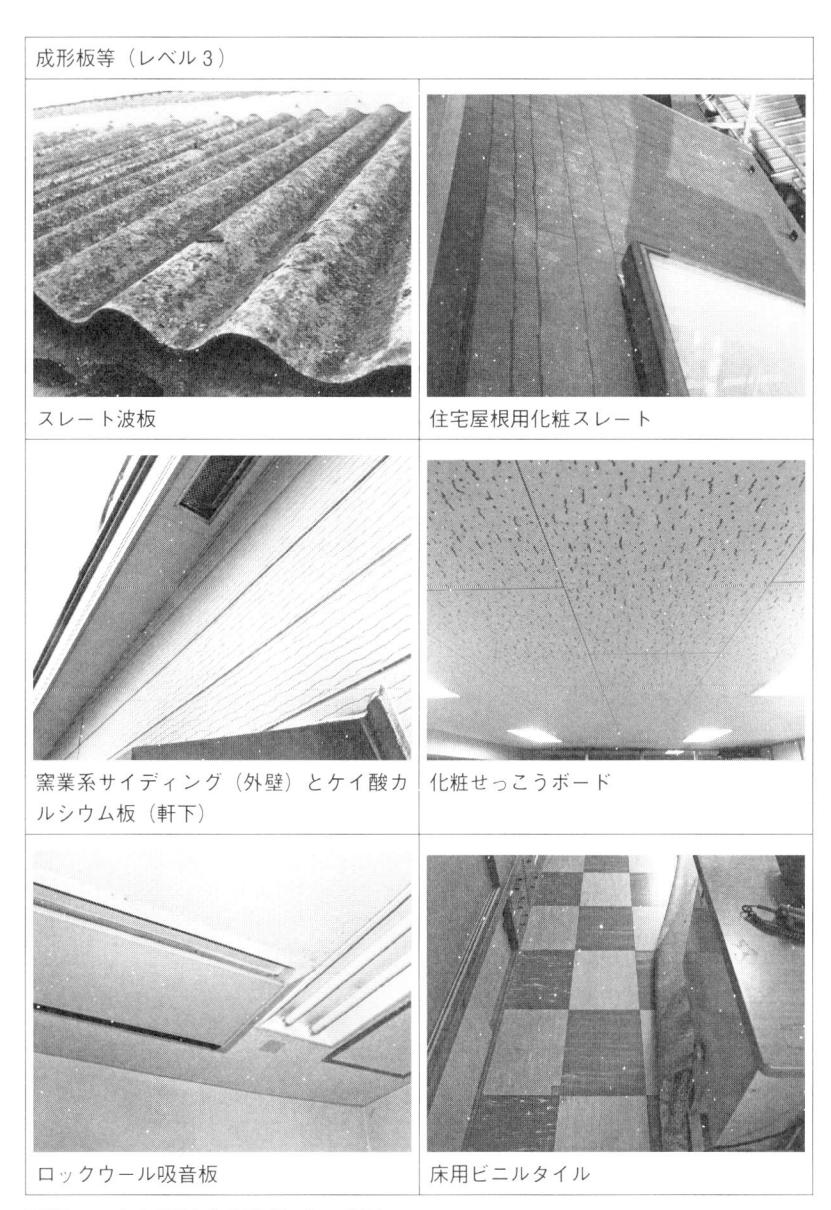

成形板等（レベル3）

スレート波板

住宅屋根用化粧スレート

窯業系サイディング（外壁）とケイ酸カルシウム板（軒下）

化粧せっこうボード

ロックウール吸音板

床用ビニルタイル

写真1　主な石綿含有建材（つづき）

表2　石綿含有成形板の出荷量と推定石綿使用量

製品名	石綿含有率 (%)	製品出荷量 (トン)	推定石綿使用量 (トン)	製造終了年
スレート波板	10〜15	14, 355, 120	1, 893, 405	2004
住宅屋根用化粧スレート	8〜15	13, 582, 000	1, 576, 020	2004
スレートボード	10〜20	5, 793, 797	918, 803	2004
押出成形品	12	3, 316, 500	397, 980	2004
けい酸カルシウム板(第1種)	5〜25	2, 345, 179	378, 575	2004
サイディング	5〜15	1, 579, 000	132, 150	2004
スラグ石膏板	5	1, 314, 844	65, 743	2003
ロックウール吸音天井板	4	666, 442	26, 657	1987
パルプセメント板	5	466, 400	23, 320	2004
けい酸カルシウム板(第2種)	20〜25	22, 524	5, 511	2004
合計		43, 441, 806	5, 418, 164	

石綿含有建築材料廃棄物量の予測量調査結果報告書（2003年(社)日本石綿協会）を元に作成。

石綿関連疾患

　石綿はその曝露によって中皮腫、肺がん、石綿肺、びまん性胸膜肥厚、良性石綿胸水などの疾患を発生させる。石綿による最初の疾患の報告は、産業利用される石綿の採掘が1879年にカナダで始まってから20年後、19世紀末に英国でされている。高濃度の石綿に曝露した石綿製品工場の労働者に致命的な石綿肺が多発したのだ。その後1930年代には肺がん、1960年代には中皮腫が報告されている。それほど早期に重篤な疾患が報告されていたが、世界は石綿の使用を続けてしまった。

　中皮腫は、臓器を覆う膜に発生する悪性腫瘍で、胸膜、腹膜、心膜、精巣鞘膜に発生する。潜伏期間（最初の曝露から発症までの期間）は平均40年と非常に長い。治療が難しく、予後が非常に悪い。診断から1〜2年以内に死亡することが多い悪性疾患である。石綿によってのみ発症するとさ

れており、石綿肺と肺がんと比較して少ない曝露量でも発症する。中皮腫
は石綿の種類によって発がんの強さが異なる。角閃石系石綿の方が蛇紋石
であるクリソタイルよりも発がん性が強い。クロシドライトを使用してい
たクボタの工場周辺で多発している中皮腫被害は潜伏期間と曝露量の点で
これらの特徴と合致する。5ページの**図1**の石綿の輸入量の折れ線グラフ
の右側の棒グラフは中皮腫の死亡者数の推移を示している。統計を取り始
めた1995年から増加を続ける右上がりのグラフは1960年代からの石綿輸入
量の上昇と対応している。潜伏期間40年という不気味な特徴を統計でも確
認できる。2017年に日本の中皮腫の死亡者は1,555人に達した。

　肺がんは、気管、気管支または肺胞をおおう上皮に発生する腫瘍で、喫
煙のほか石綿以外の多くの原因で発生する。潜伏期間は30～40年間と長い。
喫煙による肺がんが最も多いとされ、喫煙と石綿の両方の曝露を受けると
相乗的に発がんリスクが高まる。中皮腫に対する石綿による肺がん死亡者
数を同程度とする推定（英国安全衛生庁）、2倍とする推定（石綿、石肺、
およびがん：診断と原因特定のためのヘルシンキクライテリア、1997年）
から死亡者数を10倍と推定するもの（ランセット、Gloval Burdun of Dis-
eases：世界疾病負荷）までさまざまであるが、WHOは2014年に16の疫
学調査のメタアナリシスから6.1倍とする報告を発表した[3]。中皮腫は繊維
の種類によって発がんを起こす力が異なるが、肺がんは種類による発がん
能力に差がないとされている[3]。

　日本では石綿による肺がんで労災保険、船員保険または石綿健康被害救
済法で補償を受けている人は年間500人程度にとどまっている（**表3**）。

　石綿に関連する肺がんの症例は、1930年代と40年代に米国、英国、ドイ
ツで報告されており、1943年にはドイツで職業がんとして補償対象となっ
ている。

　石綿肺は、鉱山やトンネルで掘削などの作業に従事した労働者に大きな
被害をもたらした塵肺が石綿によって起こるもので、肺組織が石綿粉塵の
刺激によって線維化し、固くなり呼吸困難を起こす。初期の症状はせきと

表3　中皮腫の死亡者数と石綿関連疾患で補償または救済を受けた人の数

年	中皮腫死亡者数	補償または救済を受けた人の数				
		中皮腫	肺がん	石綿肺	びまん性胸膜肥厚	良性石綿胸水
2005	911	502	213	0	4	1
2006	1050	3755	1293	44	48	26
2007	1068	1358	719	4	37	24
2008	1170	1642	749	8	25	29
2009	1156	1784	684	4	33	24
2010	1209	1182	583	34	52	38
2011	1258	1197	541	82	70	42
2012	1400	1664	546	89	56	46
2013	1410	1195	554	85	65	44
2014	1376	1103	530	80	59	33
2015	1504	1214	511	64	64	21

補償とは労災保険または船員保険による給付を受けた人、救済とは石綿被害救済法による給付を受けた人を意味し、重複を含める。

疲労感である。進行すると僅かな動作でも息切れが起こる。中皮腫のような悪性腫瘍ではないが、根本的な治療法はなく、石綿の曝露がなくなっても進行し、せき、たん、呼吸困難に苦しめられ、死に至ることもある。最も早くから知られていた石綿関連疾患で、英国では19世紀末から報告があり、1920年代には医学論文に症例が報告され、1931年に最初の石綿規制が制定された。

2．石綿の定義をめぐって

「繊維状」とは？

　「石綿とは何か？」という問の答えは単純ではない。「珪酸塩鉱物」はありふれた物質で、化学組成や結晶構造の特徴から鉱物学的に決められてい

る。とすれば、「繊維状」という形態的特徴が石綿の重要な特徴であることが予想される。「繊維状」とは何か？　ということが意外に難しい問題なのである。

　石綿の定義をめぐって1970年代から最近まで、論争ともいえる議論が主に米国で続けられてきた。石綿は前述のような物性から20世紀を通じて広く産業用に利用された。その一方で有害性が明らかになり労働衛生上の関心を集めるようになる。石綿に何らかの力が加わり破砕されると容易に微細な繊維が空中に飛散し、環境空気中の石綿繊維の曝露により石綿肺や発がんのリスクが発生することは古くから知られていた。労働者の石綿の曝露量と病気発症のリスクには比例関係があるとされる。曝露量は曝露濃度と曝露時間をかけ合わせれば算出できる。

　では曝露濃度はどのように計るのか？

アスペクト比3：1の登場

　石綿の被害が知られるようになった20世紀半ばから現在まで、空気中の石綿濃度を測るためにフィルターに捕集した空気中の微粒子を位相差顕微鏡により観察し、その本数を数える方法（位相差顕微鏡法）が世界中で行われている。1ミリリットル当たりの繊維の本数を「f/ml」、1リットル当たりの観察された繊維の本数を「f/l」と表記する。1 f/mlと1000f/lは同じ濃度になる。繊維の本数を顕微鏡で計数する際に「アスペクト比（繊維の長さと太さの比）3：1以上、長さ5μm以上の繊維状粒子」を計数する計数上のルールが決められている。このルールは多少バリエーションがあるが、およそ世界共通である。この計数方法の原案は英国の三大石綿企業により設立された石綿肺研究協議会の1958年の会合で決められたとされている[4]。議事録によれば、この時の計数上のルールが「長さ5-100μm、アスペクト比3：1以上」で、長さ5-100μmの根拠は5μmに満たない繊維は排出され、100μmを超える繊維は肺内に到達しないからとされているのだが、アスペクト比3：1以上の根拠は議事録に記載されていない。

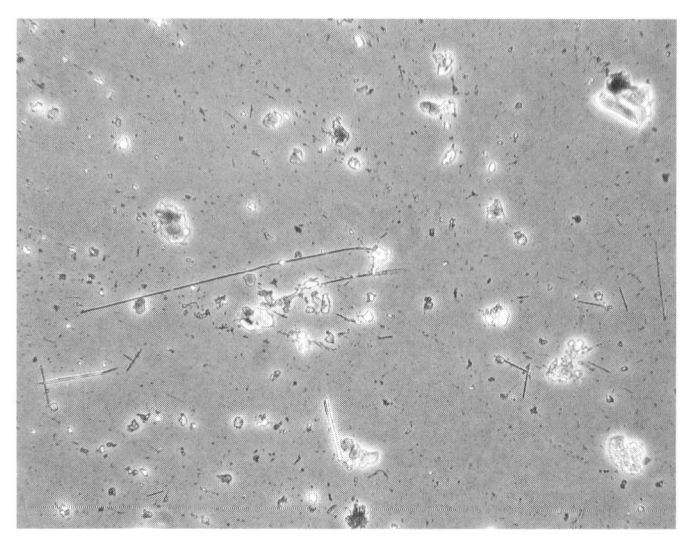

写真2　飛散した石綿（クロシドライト）をフィルターに捕集し位相差顕微鏡で観察した画像

後に同会の研究者の1人であったステファン・ホルメス（Stephen Holmes）は当時を回顧して「アスペクト比3：1以上は適当に（arbitrarily）決めた」とし、「その後の研究はこの決定が厳密には正しくないことを示している」ことを認めている[5]。実際の空気中の石綿繊維は、400倍の位相差顕微鏡では見えない細い繊維もあり、繊維のアスペクト比は3：1よりも細いものが圧倒的に多い。

　写真2に飛散した石綿（クロシドライト）をフィルターに捕集し位相差顕微鏡で観察した画像を示す。観察されるクロシドライト繊維のアスペクト比は3：1よりもかなり大きい。計数ルールは400倍の光学顕微鏡を使用し、目で見て形態を確認するという制約から決められた便宜的な方法であり、この方法による数値が実際の石綿濃度を示しているわけではない。アスペクト比3：1以上に合致した石綿ではない粒子を計数し（過大評価）、顕微鏡の分解能の限界よりも細い繊維は計数していない（過小評価）。

　こうして科学的に根拠の薄い石綿の計数上のルールが登場し、普及していった。その後健康リスクとの関係は基本的にこの計数ルールに基づく測定方法により評価されるようになる。そのため石綿の曝露量と発がんリスクの間には人間を元にしたリスク評価のデータが多数存在し、曝露量（曝露濃度×時間）と発がんリスクとの関係が分かっていく。

　しかしこれはあくまでも空気中の石綿を計数するために便宜的に決められたルールであって鉱物としての石綿の定義ではない。「適当に」決められた定義による限界のある方法ではあったが、この方法によって得られた曝露量（曝露濃度×時間）と発がんとの相関関係が良かったために普及したのである。

石綿の形態的な定義

　石綿自体の定義はどうなっているのか？　実は鉱物としての石綿の定義が英米で公的に決定されるのは気中石綿の計数ルールよりも後になる。通常は固く脆い鉱物が石綿のような細くしなやかで強い繊維となることは長い間鉱物学上の謎であった。鉱物学者はこの特異な特徴を表す言葉として20世紀初頭から石綿様形態（Asbestiform）という言葉を登場させた[6]が、石綿の形態学的議論が本格化するのは1970年代末からであった。ゾルタイ（Tibor Zoltai）、ワイリー（Ann G. Wylie）などの鉱物学者は石綿様形態と発がんとの関係を主張した。彼らは、計数ルールに対して石綿の形態は石綿様形態という独特な繊維構造でありそれが発がんリスクと関連があること、非石綿様形態の粒子の発がんリスクは石綿様形態の粒子よりも非常に小さいこと、したがってアスペクト比3：1の計数上の定義は誤りで、20：1以上が適切であること、等の研究成果を発表していく。彼らはアスペクト比3：1以上の計数ルールに対抗しながら石綿自体の鉱物学的定義として石綿様形態の重要性を主張していく。

　例えば前述のワイリーは、『顕微鏡技術者は形態的特徴に非常に、あるときはそれのみに依存している。しかし、繊維の定義としてアスペクト比

３：１を選択することは不幸なことである。珪線石のような角閃石、輝石とアルミノ珪酸塩鉱物を含む多くの鉱物は容易にこのアスペクト比の破片に劈開する。」[7]と主張した。劈開（へきかい、Cleavage）とは結晶構造を持つ鉱物が原子の結合が弱い特定の面で割れやすい特徴のことで、石綿様形態とは異なる。ケルス（J. W. Kelse）らによる劈開（非石綿様形態）と石綿様形態の違い[8]を**図2**に示す。劈開は鉱物の塊に力が加わることによって破断して生成されるが、石綿様形態は元々繊維状に生成したもので、それに力が加わると分離する。

　ゾルタイは「健康に関連する科学者と規制当局が鉱物学的な定義ではなく、商業的な定義を採用したことは、最も不幸であった。その結果、知られている５種類の商業利用された石綿鉱物の粒子は、細長い形（アスペクト比３：１以上）をしていれば、石綿様形態の結晶構造は考慮されずに石綿とみなされた。この誤解によって、他の鉱物種の石綿様形態をした繊維は無視され、その発がんの可能性は調査されなかった。」[9]と手厳しく批判している。石綿の発がん性は石綿様形態に由来するのであって、定義としてのアスペクト比３：１は誤りで本質を見失うという主張である。

　同時期に米国のスタントン（M. F. Stanton）[10]とドイツのポット（F. Pot）[11]も「スタントン・ポット仮説」を発表している。これは、石綿の発がんの要因として形態が重要であり、スタントンは直径が0.25μm 以下で長さが８μm 以上、ポットは直径１μm、長さ３μm でアスペクト比５：１以上の大きさの繊維の高い率で中皮腫を発生させることを動物実験で実証した結果に基づく仮説である。同時期にワイリーやゾルタイが鉱物学者として形態と発がんに着目していることは興味深い。

　こうした研究と議論を経て石綿自体の形態的定義として石綿様形態が1984年に公式に登場する。この年、米国で新たな石綿規制のための公聴会が開催され、資料が集められ検討された。その中で石綿の定義について次の合意がなされている[12]。

A．石綿―破砕や加工により、容易に長く細く柔軟で強い繊維に分離する

ASBESTIFORM

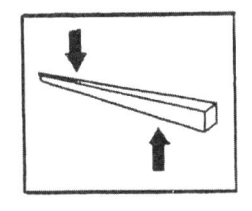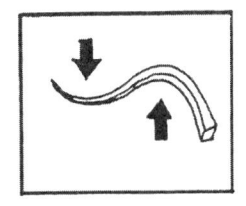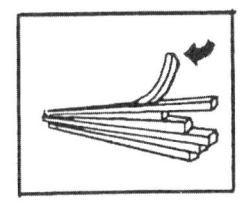

石綿様形態では結晶は長い糸状のアスペクト比20：1から100：1以上の長い繊維にまで直線上の一つの方向に成長する。力が加えられると繊維は砕けずにワイヤーのように曲がる。繊維束を裂くとより細い繊維となる。この束ねる効果は複数のフィラメント状による。

NONASBESTIFORM

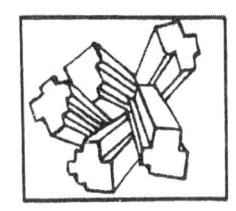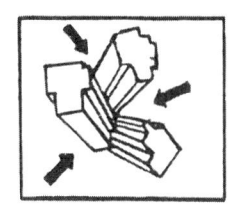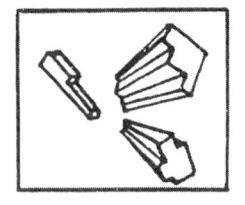

非石綿様形態では結晶は多次元の柱状パターンを形成しながらランダムに成長する。力が加わると結晶は容易に砕け、柱状の粒子に破断される。いくつかの粒子と劈開破片は、2つの面に割れやすく第3の面には沿わない角閃石鉱物の傾向の結果として尖った針状になる。いくつかの粒子はエッジに沿った階段状の劈開を示すのが一般的で、顕微鏡観察で斜消光を示す。劈開の破片は湾曲しない。

図2　石綿様形態（Asbestiform）と非石綿様形態（Non-Asbestiform）の特徴を示す図

　　　石綿様形態（asbestiform）へ結晶化した蛇紋石と角閃石に属する特定の珪酸塩鉱物を指す鉱物学的総称。クリソタイル、クロシドライト、石綿様形態のグリュネライト（アモサイト）、アンソフィライト石綿、トレモライト石綿、アクチノライト石綿を含む。

B. 石綿繊維―石綿様形態を呈する鉱物繊維の集団で光学顕微鏡観察によ

り、以下の特徴を持つ。

1．アスペクト比20：1から100：1以上の粒子（長さ5μm超）

2．通常0.5μm未満の非常に細い繊維

3．次の特徴の2つ以上を持つもの

(a) 束をなす平行な繊維

(b) 先端が広がった繊維

(c) 単繊維がもつれた塊

(d) 曲率をもつ繊維

おそらくこれが形態的な定義を石綿様形態（Asbestiform）とした最初の公的な文書と思われる。この公聴会での合意に基づき米国では連邦規制Part 763の石綿の定義で石綿様形態が採用された[13]。典型的な石綿様形態の写真を**写真4**に示す（**31**ページ）。

米国での重要な変化は規制当局 OSHA（米国労働安全衛生局）による規制の変更である。1986年は米国が石綿規制を段違いに強化する転換点となった年である。このときに石綿様形態を呈するトレモライト、アンソフィライト、アクチノライトのみを石綿とするとしながらも、石綿様形態ではないこれら3種については規制対象外とすべき根拠がないため規制対象としていたが、1992年には石綿様形態ではないトレモライト、アンソフィライト、アクチノライトを石綿と区別し規制対象から外している[14]。1970年代末から1990年代前半の経緯は鉱物学者らによる石綿様形態重視の主張が受け入れられていくのに対して OSHA などの規制当局は労働者保護の観点から慎重な姿勢を示しながらも、石綿様形態を含む石綿定義に収斂していったと要約される。

こうした経緯により英米の分析方法では石綿様形態の観察が必須となっていく。おおむね1990年代以降は英米では石綿自体の定義として一貫して石綿様形態が採用されており、これに異議を唱える文献は見当たらない。化学物質を特定するために国際的に利用されているアメリカ化学会のCAS番号でも石綿様形態の鉱物とそうではない鉱物を区別し、国際標準

表4　各国と国際機関の石綿の形態的な定義

国または組織	石綿の形態定義	根拠となる条文等
米国	asbestiform	Code of federal regulations 40 CFR Part 763
英国	CAS number	The Control of Asbestos Regulations 2012
カナダ（オンタリオ州）	fibrous silicate	Occupational Health and Safety Act - Ontario Reg. 278/05
ドイツ	CAS number	Hazardous Substances Ordinance
フランス	fibrous material	Exposition environnementale à l'amiante
オーストラリア	asbestiform	Work Health and Safety Act 2011
韓国	fibrous form	Asbestos Safety Management Act
シンガポール	fibrous silicates	the Workplace Safety and Health（Asbestos）Regulations
国際労働機関	fibrous form	C162 - Asbestos Convention, 1986（No. 162）
国際標準化機構	asbestiform	ISO22262-1, ISO13794
国際ガン研究機関	CAS number	Monographs-100C
国際鉱物学連合	asbestiform	IMA78

化機構（ISO）、国際鉱物学会（IMA）、国際がん研究機関（IARC）など
の国際機関もこれにならっている。石綿を使用してきた8ヵ国と国際機関
の定義を表4に示す。

　一方、アスペクト比3以上の計数ルールは、これまでに多くのデータが
取られ、一定の条件であれば健康リスクと濃度との関係を導くことができ
るために使用され続けて現在に至っている。こうして石綿には石綿自体の
鉱物学的定義と気中濃度測定のための計数上の定義（実際にはルールに過
ぎないが）の2つの定義が共存しているのが現状である。

3．形態が発がんする

　石綿の形態について2つの異なる定義が存在する状態は、当然のことな
がら理想的とは言えない。何をもって発がん物質とするのかが不明瞭なの
である。形態が発がん性と深く関係していることは予想されるが、それ以

外の化学組成などがどの程度関与するのか、石綿様形態が発がんを起こすとしてもアスペクト比3：1程度の柱状の粒子は全く安全なのか、等々の疑問が残る。有名なスタントン・ポットの仮説もあくまでも「仮説」である。発がんとリスクとの関係はこの問題をめぐって米国ではさらに研究と議論が進む。

ニューヨーク・タルク鉱山とリビー・バーミキュライト鉱山

　米国で起きた石綿の形態と発がんにかかわる2つの象徴的な事件を紹介する。一つはニューヨーク州のタルク鉱山の事例である。この鉱山で産出するタルクは角閃石のトレモライトを不純物として含有しており、労働者の中に石綿関連疾患が疑われる患者が発生したため政府機関などによる大規模な疫学調査、健康影響調査が行われた。結果的にトレモライトの曝露と発がんとの相関は不明瞭で、おそらくはトレモライト曝露と発がんとの関連はないか、少ないとされている[15]。

　もう一つはモンタナ州リビー鉱山のバーミキュライトに含まれる角閃石の問題である。バーミキュライトはひる石とも呼ばれる天然の鉱物資源で、鉱石を加熱すると膨張し、軽量で耐火性、吸湿性、保温性があることから、園芸用、建材、断熱材や使い捨てカイロにも使用されている。リビー鉱山は世界最大のバーミキュライト鉱山で、1920年代から1990年まで操業し、一時は世界のバーミキュライトのシェアの80％を占めた。このバーミキュライトには繊維状角閃石が不純物として含まれており、地元の監督機関によって危険性が指摘されてきたが、1999年まで十分に調査されず被害が広がった。

　2000年に行われた米国毒性物質・疾病登録局（ATSDR）の調査によって、バーミキュライトを扱った労働者、その家族だけでなく住民にも中皮腫等の呼吸器の疾患が大きく増加していることが判明した。この事件は米国で最大の石綿被害として大きな衝撃を与えた。その後の調査によって、バーミキュライトにはトレモライトに近いが別種のウインチャイトおよび

リヒテライトという角閃石が含まれていることが判明した。疫学調査ではこれらの曝露による労働者と住民の石綿関連疾患の発生が確認されている[16]。

　2つの事件は対象的であり、石綿問題の特徴を示している。2つの角閃石は異なる形態を持っていた。ニューヨークのタルクに含まれていた角閃石は、鉱物種はトレモライトだが石綿様形態のものは稀であった。リビー産バーミキュライトに含有されている角閃石は厳密には従来の6種類の石綿ではない鉱物種であるウインチャイトとリヒテライトだが石綿様形態を呈していた。現実の被害を出したのは後者であった。2つの事件によって石綿の発がん性を決定するのは形態が重要であることがあらためて認識され、そのポイントはアスペクト比3：1以上か否かではなく、石綿様形態か否かであること、そして従来の石綿以外でも石綿様形態を持つ鉱物は発がん性を持ち得ることを物語っている。

トレモライトの発がん性の研究

　前節では形態の異なる2つの角閃石の発がん性の違いが問題となった。鉱山や製品への不純物としての角閃石系鉱物、特にトレモライトの混入の事例は米国で多く発生している。また、世界中で形態の異なるトレモライトが確認されており、これらの発がん性の違いを研究したのがデイビス（John M. Davis）らである。繊維の形態が発がんと関係していることを動物実験で証明した[17]。その後、デイビスが使用した試料をさらに電子顕微鏡で形態を精査したチャットフィールド（Eric Chatfield）は、石綿様形態の範囲を①長さ5～10μmかつ縦横比35超、または②長さ10～20μmかつ縦横比30超、または③長さ20μm超えかつ縦横比20超とし、1g中の石綿様形態繊維の本数を計数した。すると**図3**のように石綿様形態の繊維の本数と発がんとの関係との相関が良いことが分かった[18]。1g当たりの石綿様形態とみなされる繊維の数が10^8本以下では腫瘍を発生したラットは少ないが、10^9以上で致死的になる。**写真3**はシネス（英国）産と韓国

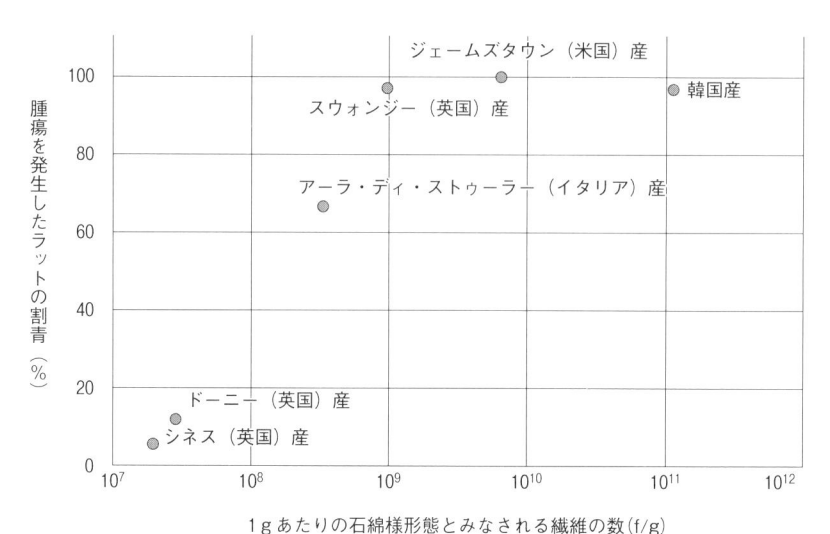

図3　デイビスとチャットフィールドによる角閃石の形態と発がんの関係

産のトレモライトを使用した動物実験の結果を示している。シネス産は石綿様形態の繊維の割合がごく少なく、動物実験では36検体中2検体で腫瘍が見られ、韓国産は28.5%が石綿様形態であり、33検体中32検体で腫瘍が見られた。化学組成が同じであっても形態が発がんすることを示した研究である。ちなみに韓国産トレモライトは日本に輸入されており、配管保温材や吹付け材から検出されることがある。

2つの定義の現状

　結論から言えば、この問題は解決しておらず、現状では2つの定義つまり石綿の形態的定義としての石綿様形態と計数上のルールとしてのアスペクト比3：1以上が並立している。建材等の製品中の石綿含有の有無の分析上の定義としては、石綿様形態が世界的に確定していることは前述したように、ISOやCAS番号から明らかである。一方、環境中の石綿の計数ルールが不合理または不適切という研究は多く、変更の圧力がある。米国

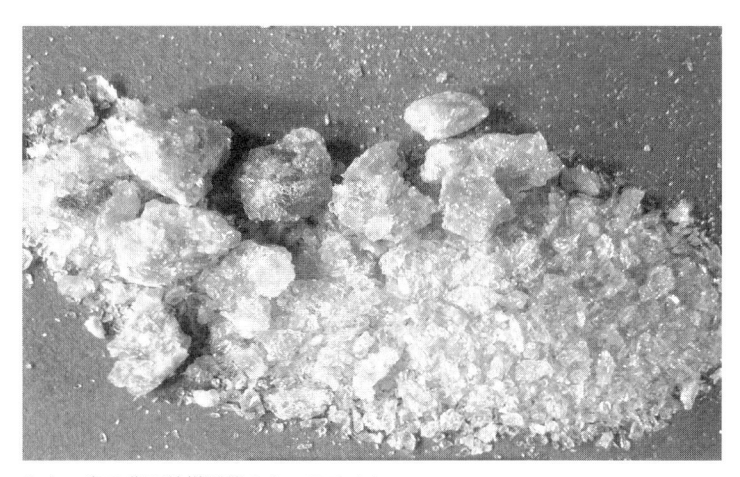

シネス産の非石綿様形態のトレモライト
石綿様形態の割合：0.00031％未満
グラム当たりの繊維数：2000万本
36動物検体のうち2検体で腫瘍が発生

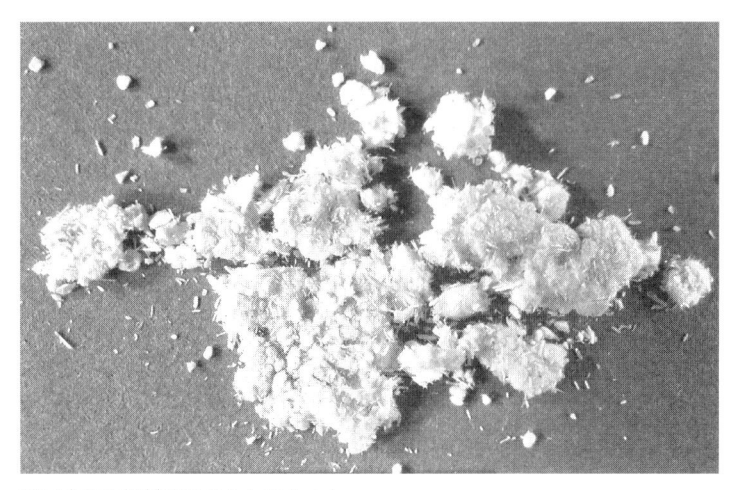

韓国産の石綿様形態のトレモライト
石綿様形態の割合：28.5％
グラム当たりの繊維数：1100億本
33動物検体のうち32検体で腫瘍が発生

写真3　トレモライトの形態の違いと発がんとの関係

では、アスペクト比3：1以上とする定義の不合理さを「規制繊維定義（Regulatory Fiber Definition: RFD）」や「連邦繊維（Federal fibers）」と揶揄する文献も見られる。しかし一方で、十分な科学的な根拠をもった対案がない。

　この問題について米国では「保守的」とみなされている NIOSH（米国労働安全衛生研究所）は、1990年代以降、気中石綿濃度測定のために位相差顕微鏡法を維持し、①アスペクト比3：1以上、②長さ5μm以上の繊維を計数することとし、曝露濃度勧告値（REL）を0.1f/mlの値を維持してきたが、2011年に石綿研究のロードマップ（Road map on asbestos fibers and other elongate mineral particles）を発表し、石綿とそれ以外の長繊維鉱物のリスクと計数などの分析方法を今後検討することを表明した。

　それでは米国では、石綿の定義をめぐる問題が重要でホットな課題かというとそうでもなく、私が参加した2011年のジョンソン会議（32ページ）では、石綿の定義について半日の討論が行われたが、その際には積極的な変更の提案はなく、「このままでもしょうがないか」という雰囲気だった。また、NIOSH のロードマップについては、ポスター発表が1件あったのみで、ほとんど話題にならなかった。

　科学的な根拠が薄いとしても、長年にわたって利用されてきた計数ルールをベースにして疫学研究が行われ、リスク評価方法が確立しており、そのため計数ルールを変更するとリスク評価の方法も変更しなければならない。そのことが計数ルールを変更することが難しい理由である。

　石綿の定義をめぐる問題をまとめると以下のとおりである。

①石綿自体の形態の定義は石綿様形態であり、製品中の石綿含有の有無や含有率の決定のための分析では石綿様形態の鉱物が対象となる。

②環境空気中の石綿繊維濃度の計数ルールは、長さ5μm以上、縦横比3：1以上の繊維である。

③計数ルールは合理的でないという指摘があるが、容易に変更できない。

④研究と議論は継続中である。

　これに関連する重要な問題は、日本では石綿の定義はすべてアスペクト比 3 ：1 を採用している点である。これについては後述する。

4．石綿のリスク

　石綿は肺がん、中皮腫の他、石綿肺、胸膜肥厚、良性石綿胸水などの原因となる。国際がん研究機関（IARC）はヒトに対して発がん性がある120の化学物質、混合物および環境を「グループ1」として特定している。石綿もその中の一つである。IARC では、世界中の疫学研究と動物実験の論文を精査して分類を決定するが、ヒトに対する研究つまり疫学研究が優先される。疫学研究でヒトに対する十分な証拠があれば動物実験の結果にかかわらず「グループ1」となる。

　逆に動物実験の結果で十分な証拠があってもヒトに対する証拠が限定的であったり、不十分な場合は「グループ1」とはならない。石綿が疾患を起こすメカニズムは正確には分かっていないが、石綿は長い期間使用され続け、その結果大きな被害を出しているために多くの症例報告と疫学研究があるため、発がん性について疑いがないだけでなく、曝露量と発がんとの関係が分かっている。

　大きな犠牲を払って得られたデータがあるためにリスクをある程度の精度で評価することができるのである。

リスクについて

　「リスク」という言葉はよく使われるが、人や使われる場面によって意味が異なることがある。本書で使われるリスクとは、労働安全衛生で使用される定義に基づき、危険源（ハザード）によって生じる危険性とその度合を意味する。一般にリスクの大きさは、障害や疾患の重篤度と発生する可能性をかけあわせたものとされる。石綿の場合、石綿や石綿含有建材はハザードである。障害や疾患の重篤度は肺がんや中皮腫なので、重篤度は非常に高い。石綿は肺がん、中皮腫の他石綿肺やびまん性胸膜肥厚を引き

起こすが、悪性腫瘍の方が重篤度が大きく、これまでの疫学研究の蓄積があることから肺がんと中皮腫のリスクに焦点を絞る。発生する可能性は曝露量つまり曝露濃度と曝露時間をかけあわせたものに依存し、年齢とも関係する。

　ハザードが十分に管理され、曝露がなければ、ハザードが存在してもリスクはゼロになるが、現代社会ではリスクはゼロにはならないことが多く、一定程度以下にすることが求められる。発がん物質の場合は、その物質の曝露による発生率を労働環境では1000分の１以下、一般環境では10万分の１または100万分の１以下に管理することをめざすのが一般的である。

　個別の現場においてハザードを特定し、リスクの大きさを評価することをリスクアセスメントと呼び、許容されないと判断されたときに対策を考え実行し、リスクを管理することがリスクマネジメントである。通常の作業場の有害物質はリスクが職域内にとどまるが、石綿は発がん性の強さとリスクの特異性から周辺住民と建物利用者にも被害を発生させている。そのためにリスクアセスメントとリスクマネジメントと同時に周辺住民を含めたリスクコミュニケーションという方法がリスク低減のために有効と考えられている。環境省は2017年に「建築物等の解体等工事における石綿飛散防止対策に係るリスクコミュニケーションガイドラインを策定し公表している。リスクコミュニケーションについては後で詳しく述べる。

リスク評価

　次に石綿の曝露量と発がんリスクとの関係を見る。1986年、米国労働安全衛生局（OSHA）は石綿の許容限界濃度をそれまでの2.0f/ml から0.2f/ml に変更するなどの大胆な規制強化を開始する。その根拠として肺がんと中皮腫それぞれの死亡リスク評価モデルを示している。肺がんは相対リスクモデル（曝露集団と非曝露集団の死亡率の比較）、中皮腫は絶対リスクモデル（曝露集団の死亡率）として曝露濃度と死亡率との量反応関係を示している（**表5**）。K_L と K_M は石綿の発がん性の強さを示す定数で、疫

表5　石綿による肺がんと中皮腫のリスク推定モデル

石綿による肺がんの過剰死亡数推定モデル
$R_L = R_E \times (1 \times (K_L \times f \times d_{(t-10)}))$

R_L：石綿曝露がある場合の肺がん死亡率

R_E：石綿曝露がない場合に期待される肺がん死亡率

f：曝露濃度（f/ml）

d：曝露年数

t：石綿の初回曝露からの経過年数

K_L：石綿の発がん性の強さの係数

石綿による中皮腫の死亡数推定モデル
$t >= 10+d$ の場合　$AR_M = f \times K_M \times ((t-10)^3 - (t-10-d)^3)$
$10+d > t >= 10$ の場合　$AR_M = f \times K_M \times (t-10)^3$
$10 > t$ の場合　$AR_M = 0$

AR_M：中皮腫による死亡率

f：曝露濃度（f/ml）

d：曝露年数

t：石綿の初回曝露からの経過年数

K_M：石綿の発がん性の強さの係数

学研究を検討して決定する。中皮腫も肺がんも発がんリスクは、曝露量(f)、経過時間（d）、係数（K_L、K_M）が大きくなると増加する。

　これをもとに OSHA が死亡率を計算したものが**表6** である。OSHA は労働者の許容限界濃度が2.0f/ml の場合45年間の曝露によって10万人当たり6411.6人が死亡つまり1,000人当たり約64人となり許容できず、0.2f/mlにすれば1,000人当たり6.7人に減少させることができるとして規制の根拠としている。許容濃度を一気に10分の1とする規制は、産業界から反対を受けた。実は OSHA は1983年に緊急暫定基準として0.5f/ml を公表したのだが、高等裁判所で無効とされる経緯があった。一方、労働組合側は1000分の1リスクを達成していない点を批判している。

　OSHA も0.2f/ml であってもリスクが残っていることを表明している

表6　曝露期間、曝露濃度別に見た石綿関連がんの推定過剰死亡率　（対10万人）
1986年 OSHA

石綿繊維濃度 （f/cc）	肺がん	中皮腫	消化器がん	合計
1 年間曝露				
0. 1	7. 2	6. 9	0. 7	14. 8
0. 2	14. 4	13. 8	1. 4	29. 6
0. 5	36. 1	34. 6	3. 6	74. 3
2	144	138	14. 4	296. 4
4	288	275	28. 8	591. 8
5	360	344	36	740
10	715	684	71. 5	1470. 5
20年間曝露				
0. 1	139	73	13. 9	225. 9
0. 2	278	146	27. 8	451. 8
0. 5	692	362	69. 2	1123. 2
2	2713	1408	271. 3	4392. 3
4	5278	2706	527. 8	8511. 8
5	6509	3317	650. 9	10476. 9
10	12177	6024	1217. 7	19418. 7
45年間曝露				
0. 1	231	82	23. 1	336. 1
0. 2	460	164	46	670
0. 5	1143	407	114. 3	1664. 3
2	4416	1554	441. 6	6411. 6
4	8441	2924	844. 1	12209. 1
5	10318	3547	1031. 8	14896. 8
10	18515	6141	1851. 5	26507. 5

が、実行可能性を考慮し0. 2f/ml とせざるを得なかった。OSHA はこの規
制の根拠となるリスクアセスメント、各界とのリスクコミュニケーション
の経緯を13章からなる冊子にまとめている[19]。

　現在、多くのリスク評価では OSHA のモデルを利用して職域の曝露の

許容濃度等を決定しており、日本でも OSHA モデルをもとに疫学調査から K_L と K_M を求めて、日本産業衛生学会が勧告値を発表している。

日本産業衛生学会の勧告値とその他のリスク推計

　OSHA の規制から遅れること14年、2000年に日本産業衛生学会の許容濃度委員会は石綿の評価暫定値を提案した[20]。OSHA が使用した肺がんと中皮腫のリスク評価方法を利用し、疫学調査からそれぞれの発がんの強さの係数を検討している。K_L（肺がんの強さの係数）はクリソタイルのみのとき1.89×10^{-3}、クリソタイル以外を含むとき7.746×10^{-3}とし、K_M（中皮腫の強さの係数）は K_L の10^{-6}倍としている。これによって職業曝露の基準値として1000分の1の生涯発がんリスクとしてクリソタイルのみのとき150f/l、クリソタイル以外の石綿繊維を含むとき30f/l を提案した。これは1000分の1リスクであって、これ以下ならば安全ということではない。クリソタイル15f/lの生涯曝露の発がんリスクは1万分の1となる。また、生涯曝露とは、16歳からの50年間の曝露を意味する。つまりクリソタイル150f/lに50年間曝露した1,000人のうち1人が肺がんまたは中皮腫を発症するということである。1000分の1リスクは職業上の曝露のための値であり、一般環境を考えるときには10万分の1または100万分の1を使用することが多い。

　曝露開始年齢を考慮せずに単純計算すると1f/lのクリソタイルに1年間曝露したときの100万人に対するリスクは0.13人となる。曝露開始年齢の要素は肺がんでは大きな違いはないが、中皮腫では若年の曝露ほどリスクが高くなり、例えば30歳での曝露に対して20歳の曝露は生涯リスクで約2.1倍、0歳曝露は約6.6倍となる。

　米国の環境保護庁（EPA）[21]や Huges[22]という研究者のモデルの他、最近では2010年にオランダ[23]が職業曝露と環境曝露の基準を決める際に行ったメタアナリシス（過去の複数の疫学調査を検討・評価して係数 K_L、K_M を決定すること）で使用されたモデルを**表7**に示す。それぞれの条件から

表7 石綿リスク評価モデル

リスク評価モデル	曝露量	評価値	曝露時間の条件	1f/l×1年間の100万人に対する発がんリスク
日本産業衛生学会	1f/ml（クリソタイルのみのとき）	肺がんの過剰死亡リスク1000人あたり2.96人 中皮腫の過剰発がんリスク1000人あたり3.59人 計6.55人	労働曝露を想定し、曝露開始16歳、曝露期間50年間、潜伏期間10年、平均存命77歳	0.13
	1f/ml（クリソタイル以外を含む）	肺がんの過剰死亡リスク1000人あたり12.13人 中皮腫の過剰発がんリスク1000人あたり14.71人 計26.84人		0.54
EPA	0.4f/l	肺がん＋中皮腫の過剰発がんリスク10,000人に1人	一般住民等の曝露を想定し、曝露時間合計70年間	3.57
Hughesモデル	1f/ml（クリソタイルのみ）	肺がんの過剰死亡リスク1000人あたり1.5人 中皮腫の過剰発がんリスク1000人あたり0.9人 計2.4人	学童の曝露を想定し、曝露開始9歳、曝露期間6年間	0.4
	1f/ml（クリソタイル以外を含む）	肺がんの過剰死亡リスク1000人あたり0.6人 中皮腫の過剰発がんリスク1000人あたり4.4人 計5.0人		0.83
オランダ	0.2f/ml（クリソタイルのみ）	肺がん＋中皮腫の過剰発がんリスク1,000人に1人、TEMによる分析	労働曝露を想定し、40年間曝露	0.125
	0.13f/ml（クリソタイル20%、角閃石80%）			0.19
	0.042f/ml（角閃石系のみ）			0.6

1f/lの石綿に1時間曝露したときの発がんリスクを右の列に記載した。実際には曝露開始年齢も影響するが、ここでは無視している。年齢の要素があるので精確ではないが、これを元に大雑把に曝露量（曝露濃度×曝露年）から発がんリスクを算出することができる。

石綿リスクの大きさ

　石綿のリスクの大きさを他の粉塵と比較してみる。一般の鉱物性粉塵（結晶質シリカ含有率3％未満の第2種粉塵）とIARCが発がん物質と認めているグループ1の石英結晶に対して石綿を比較する。許容濃度は日本産

表8　石綿の発がん性の強さの比較

	鉱物性粉塵（結晶質シリカ3％未満）	結晶質シリカ	韓国産トレモライト石綿
労働環境の許容濃度	1 gm/m³	0.03gm/m³	30f/l
1mg中の繊維の本数	－	－	$1.1×10^8$f/mg
換算した許容濃度	－	－	0.00027mg/m³
東京ドーム一杯を許容濃度で満たすために必要な重量	1.2kg	37g	0.3g

業衛生学会の許容濃度の勧告（2017年版）では、鉱物性粉塵は1mg/m³、石英結晶は0.03mg/m³とされている。石綿の許容濃度はクリソタイルのみのとき150f/l、クリソタイル以外の繊維を含むとき30f/lである。このままでは比較できないので、f/lをmg/m³に換算する。ここではデイビスらが使用した韓国産トレモライト石綿（**21**ページ）を使用し、繊維の重量は1グラム当たり$1.1×10^{11}$本とした。

　表8のとおり、トレモライト石綿の許容濃度は0.00027mg/m³となる。許容濃度の比較では、韓国産トレモライト石綿は結晶質シリカと比較して2桁小さく、一般の鉱物性粉塵と比較すると4桁ほど小さい。つまり石綿は他の鉱物性粉塵と比較して重量当たりの発がん性が桁外れに強いのである。

　結晶質シリカはトンネル掘削の労働者にじん肺や肺がんなどの大きな被害を出している強力な発がん物質である。石綿と同様に国の対策が遅れ、被災した労働者が国を訴え、国の責任が認められている。石綿は同じ重量でその結晶質シリカの約100倍発がん性が強いことになる。仮に東京ドーム（124万m³）1杯の容積を両者の許容濃度となる粉塵で満たすために必要な重量は、鉱物性粉塵は1.2kg、結晶質シリカは37gに対してトレモライト石綿は0.3gである。これらを秤量しようとすると、鉱物性粉塵は体重計、結晶質シリカはキッチン用の秤、石綿は電子天秤が必要になる。石

綿除去現場の石綿粉塵の漏洩監視に作業環境中の粉塵計測用のデジタル粉塵計を使用することがあるが、電子天秤で秤量すべき対象を体重計で計ろうとするようなもので、適切な監視とは言えない。

石綿繊維の大気中での挙動

　もう一つの石綿の特徴は大気中での挙動である。発生した石綿繊維の大気中での挙動は複雑である。筆者の経験では、石綿含有のスレート板やケイ酸カルシウム板を電動工具で切断すると、空気の流れが少ない場所では、最初の数分間目に見えて粉塵が立ち込めるが、その後すぐに目に見える粉塵は少なくなる。目に見える粉塵はスレートに含まれるセメントなどの大きな粒子でこれは速やかに沈降する。清浄に見える空気中の石綿の濃度が許容濃度の数十倍となることがある。石綿は繊維の束という形態から表面積が大きく、比重が軽いため、長時間空気中にとどまるためにこのようなことが起きる。屋内は密閉しているように見えても、ゆるい気流がある。浮遊する目に見えない石綿繊維は気流に乗って建物内を移動し、建物全体を汚染している。作業者はもちろん、広範囲の周辺作業者も自覚なく石綿に曝露してしまう。

　また、石綿繊維はいったん落下しても空気の流れなどのわずかな力で再飛散し、さらには繊維がほぐれて分割され、繊維数が増え、濃度が高くなることもある。有機溶剤などの揮発性ガスは発散すると大気中では希釈される一方だが、石綿はそうではなく、複雑な挙動をする。

石綿リスクの特徴

　ここまでの石綿の特徴としては、①多様な製品に使用され、身の回りに大量に残されている、②定義について課題がある、③曝露によって、中皮腫、肺がんなどの重篤な疾患が発生する、④曝露量と発がんには量反応関係がある、⑤非常に強い発がん物質である、⑥大気中の挙動は複雑で予測ができないことがある、という5つが挙げられる。

　石綿が比類ない有害物質と呼ばれるのはこれらの特徴によるものである。

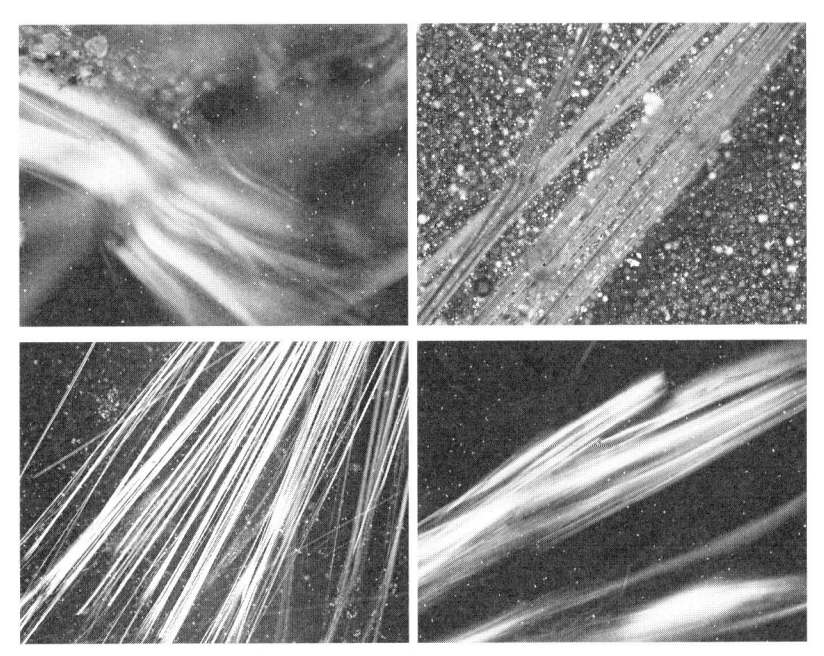

写真 4　典型的な石綿様形態の写真（左上：クリソタイル、右上：クロシドライト、左下：アモサイト、右下：トレモライト石綿、偏光顕微鏡400倍）

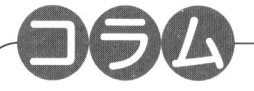

ジョンソン会議

　ASTM〔American Society for Testing and Materials：米国材料試験協会〕International が主催するジョンソン会議は米国バーモント州バーリントンで3年に1回開催される。私は2008年から3回参加した。元々はバーモント州のジョンソンという田舎町で開催されてきたが、2008年からは施設の整っているバーモント大学で開催されるようになった。同会議はアスベスト曝露に関する学際的な会議で、政府機関、大学、民間調査分析機関、鉱業会社などの分析、医学、疫学、鉱物学、地質学等の専門家だけでなく弁護士、被害者団体関係者など多彩な参加者が集う。石綿は複雑で難しい課題なので、規制する側と規制される側を含めて各分野の専門家が集い自由に討論して可能ならば力を合わせよう、というのが会議のコンセプトである。バーモント州はその大半が山と森で占められ、「Green Mountain State」と呼ばれる。そのバーモンド州の田舎町ジョンソンで25年前に始まった会議を呼びかけた故マイケル・ベアード〔Michael E. Beard〕はこの会議を「知恵のための森の中の集い（Gathering in the woods for wisdom）」と呼んだ。石綿は科学としての難しさに加えて、さまざまな立場の利害が関連するややこしい問題だが、「難しいからこそ、皆で知恵を出そう」という前向きな姿勢が表れている。

◇参考文献◇

1) McAfee GMR, Wolf C. Glossary of Geology, edited by R. Bates and J. Jackson. Pauls Church, Va. : American Geological Institute, 1972 : 41.

2) 寺園淳. 阪神淡路大震災とアスベスト飛散，震災とアスベスト（NGO 法人ひょうご労働安全衛生センター）. アットワークス. 大阪. 2010.

3) World Health Organization. Chrysotile Asbestos. 2014.

4) Walton WH. The Nature, Hazards and Assessment of Occupational Exposure to Airborne asbestos Dust : A Review. The annals occupational hygiene 1982 : 25 : 117-247.

5) Holmes S. Developments in Dust Sampling and Counting Techniques in the Asbestos Industry. The annals of the New York academy of sciences1965 : 132 : 288-297.

6) Stephen Taber. The Origin of Veins of the Asbestiform Minerals, National Academy of Sciences 1916 : 12 : 659-664.

7) Wylie A G. Fiber length and aspect ratio of some selected asbestos samples. The annals New York academy of sciences 1979 : 330 : 605-610.

8) Kelse J W and Thompson C S. The regulatory and mineralogical definitions of asbestos and their impact on amphibole dust analysis. American industrial hygiene association Journal. 1989 : 50 : 613-62.

9) Zoltai T. Amphibole asbestos mineralogy. Reviews in mineralogy and geochemistry 1981 : 9A : 237-278.

10) Stanton, M. F., Layard, M., Tegeris, A., Miller, E., May, M., Morgan, E., and Smith, A. (1981) Relation of particle dimension to carcinogenicity in amphibole asbestoses and other fibrous minerals, J. Natl. Cancer Inst 1981 : 67, 965 -975.

11) Pott, F. (1987) Die Faser als krebserzeugendes Agens, Zbl. Bakt. Hyg 1987 : B 184, 1 -23.

12) U.S Code of Federal Regulations Title 29. Post-Hearing Comments in the Matter of Proposed Revisions to the Asbestos Standard. 1984.

13) U.S Code of Federal Regulations 40 CFR Part 763- asbestos. 1987.

14) U.S. Occupational Safety and Health Agency. Asbestos. 1992.

15) Honda Y, Beall C, Delzell E, Oestenstad K, Brill I, Matthews R. Mortality among workers at a talc mining and milling facility. The annals of occupational hygiene. 2002 : 46 : 575-585.

16) Patricia A. Sullivan. Vermiculite, respiratory Diseases, and Asbestos Exposure in Libby, Montana: Update of a Cohort Mortality Study 2007; 115: 579–585.

17) Davis JM1, Addison J, McIntosh C, Miller BG, Niven K. Variations in the carcinogenicity of tremolite dust samples of differing morphology. Ann N Y Acad Sci. 1991 Dec 31; 643: 473–90.

18) Chatfield, E.J. "A Procedure for Quantitative Description of Fibrosity In Amphibole Minerals," presented at the 2008 ASTM Johnson Conference, Burlington, VT.

19) Occupational Safety and Health Administration, U. S. Occupational exposure to asbestos, tremolite, anthophylite, and actinolite. 1986.

20) 日本産業衛生学会許容濃度等に関する委員会．発がん物質の過剰発がん生涯リスクレベルに対応する評価暫定値の提案理由．2000.

21) U.S. Environmental Protection Agency. Integrated Risk Information System (IRIS). Asbestos; CASRN 1332–21–4. 1988.

22) Hughes JM, Weill H. Asbestos exposure-quantitative assessment of risk. American Review of Respiratory Disease 133: 5–13. 1986.

23) Health Council of the Netherlands. Presentation of advisory report Asbestos: Risks of environmental and occupational exposure. 2010.

第2章

石綿曝露

第2章　石綿曝露

　第1章で示したように、石綿の曝露(呼吸によって吸い込むこと)によって、中皮腫、肺がんなどの重篤な疾患が発生する。曝露量と発がんには量反応関係があると考えられ、おおむね曝露濃度×曝露時間と発がんリスクは比例関係にある。ここまでは他の有害物質と変わりはないが、石綿の場合は発がん性が非常に強いことと、飛散性が高く、再飛散や繊維の分割のような独特な挙動から、他の有害物質とは異なる特徴を持っている。

1．石綿曝露の様態

　石綿の曝露による労働者の健康影響は19世紀末の英国ですでに報告され、その後世界中で甚大な被害を発生させてきた。石綿は前述したように職業曝露と比較して少ない曝露量でも発がんを起こすこと、大量に使用され、身近に残されていることから鉱山や工場等の労働環境を超えて被害を発生させる。英国ではすでに1960年代に工場の周辺の石綿被害が報告されており[1]、職業性の曝露以外の被害が問題となっていた。1977年の旧ヨーロッパ共同体（EC）の報告書では、曝露経路によって次の4つに分類している[2]。①職業曝露（occupational exposure）、②家庭での作業着の洗濯や日曜大工による傍職業性曝露（para-occupational exposure）、③工場や鉱山の周辺での曝露として近隣曝露（neighborhood exposure）、④原因が分からない真の一般環境曝露（true general environmental exposure）である。また近年では、天然の土壌に含まれる石綿を自然由来石綿（natural occurring asbestos）と呼び、これによる曝露も問題となっている。

　この章では、石綿の曝露の様態についても分類の①と②を「職業曝露」、③を「環境曝露」とし、さらに「建物曝露」を加えて各曝露の特徴を検討する。石綿曝露の様態は第一に石綿鉱山、石綿製品製造工場や建築現場な

どで働く労働者の職業曝露があり、この被害が最も大きい。職業曝露に関連した曝露としては工場内の石綿関連作業の周辺での作業、例えば石綿製品製造工場の事務作業のように石綿を直接取り扱わないが、作業場から発散する石綿に曝露してしまう「近傍曝露」がある。石綿以外のほとんどの職域の有害物質の影響が及ぶ範囲はここまでだが、石綿は飛散性が高く、かつ発がん性が非常に強いことから、さらに被害が広がる。石綿を取り扱う労働者の家族が労働者の作業着を洗濯するなどして曝露してしまうのが「家族曝露」である。ここまでが EC の分類の①と②に当たる。石綿は工場の壁を超え、周辺住民に被害を及ぼす「環境曝露」が発生していることは EC 分類のとおりである。また、吹付け石綿などの飛散性の高い石綿含有建材が建物にあり経年劣化や振動によって飛散する石綿に曝露することによる被害も実際に発生している。EC の分類では職業性つまり職場での曝露であれば①の職業曝露に当たるが、労働者ではない住民や建物利用者もあり得るので、ここでは「建物曝露」としてとらえる。

２．職業曝露

　石綿は100年以上にわたって広い範囲で産業利用されてきた。石綿の利用の前半のステージとして採掘、輸送、製造、使用がある。後半には把握（調査と分析）、管理、除去、廃棄のステージがある。これらのステージで石綿を取り扱う際に、石綿に物理的な力が加わることによって、石綿の粉塵が飛散する。例えば石綿鉱山では、鉱石をハンマーで叩いて石綿をそれ以外の鉱石と分ける作業があった。工場では袋詰の石綿を取り出して開綿（解きほぐすこと）し、製造ラインに投入する。紡織製品は解した石綿を機械で紡いで糸を作りそれを織る。建設現場では石綿吹付け作業や石綿含有建材を切断する作業が行われていた。これらの作業によって石綿繊維が飛散して空気中に浮遊する。浮遊した石綿が床に落下しても、風という力が加わると再飛散する。こうした環境の中で多くの労働者が高濃度の石綿に曝露してきた。曝露防止のための方法としては、換気装置、特に製造現

場では局所排気装置と呼ばれる発生源近くに吸込み気流を発生させて石綿粉塵を拡散させずに捕集し取り除く装置が有効だが、そうした装置は早期に開発されていたものの、費用などの面から普及が遅れた。そのため各ステージで被害が発生している。

厚生労働省は「石綿ばく露歴把握のための手引（2006）」をまとめ、その中で「石綿ばく露の可能性のある産業と作業（暫定版）」を公表している。製造や建設だけなく農業など36中分類、126小分類が石綿曝露のおそれのある産業とされている。これらを整理してまとめたものを**表1**に示す。石綿鉱山の鉱夫、製造工場の労働者、建築作業者以外でも、教員、看護士など石綿とは関連がなさそうな業種、職種にも被害が及んでいる。それほど石綿は広く使用された。さらに石綿作業の近傍での曝露、家族曝露もあり、非常に広範囲で多くの人々が石綿にさらされてきたために多くの被災者が発生している。採掘、輸送、製造までの明らかに石綿を使用する作業や造船業のように狭い空間で大量に石綿製品を使用してきた業種での曝露は自明であり、使用が明らかであれば労働災害として認定されている。

鉱山の曝露濃度としてはカナダのクリソタイル鉱山で1〜5 f/ml[3]、中国のクリソタイル鉱山では鉱山労働者平均15.9f/ml、周辺労働者1.6f/mlの報告がある[4]。

輸入した袋詰め石綿の輸送していた港湾荷役労働者の石綿曝露濃度としては、袋を積んだコンテナ内の作業で70f/ml を超え、コンテナの外で7〜9 f/ml、はしけ内で11f/ml の報告がある[5]。

石綿製品の製造工場内は換気装置や密閉設備などの対策が不十分な場合に非常に高濃度となる。ドイツの石綿肺がん認定のための曝露濃度の基準を示したBK レポートによれば、石綿セメント製品製造工場での石綿濃度は1950〜59年まで200f/ml という高濃度で、1975〜79年でも5.3f/ml であった。石綿糸や布を製造する紡織品製造工場では、1950〜54年は100f/ml、1975〜79年で5.5f/ml とされている[6]。

日本では大阪の泉南地域で20世紀初頭から100年にわたり中小の石綿紡

表 1　石綿使用の前半の主な石綿曝露職種と作業

ステージ	石綿曝露職種と作業
採掘	石綿鉱山の作業（坑夫、採掘、掘進精鉱、乾燥、袋詰め）
	石綿以外の鉱山（タルク、ひる石、蛇紋石等に不純物として含まれる石綿に曝露）
	採石業（タルク、ひる石、蛇紋石等に不純物として含まれる石綿に曝露）
輸送	運搬作業
	港湾荷役作業
	倉庫内作業
製造	石綿含有製品（以下）製造工場
	石綿含有建材（セメント板、吹付け石綿、断熱材、保温材、パイプ等）
	紡織品（石綿布、石綿糸）
	石綿紙
	石綿板
	ブレーキ（ブレーキパッド、ブレーキライニング）
	パッキン、ガスケット
	塗料
	化学用品（石綿金網）
	ゴム製品（不純物として石綿を含むタルクを使用する作業）
	FRP 製品
	ひる石製品（不純物として石綿を含むひる石製品）
	その他石綿を使用する部材を使用する製品（ドライヤー、オーブン等）
使用	石綿含有建材を使用する建設業
	建築大工、型枠大工、はつり、とび、吹付け工、配管工、設備工、ダクト工、
	左官、表具工、板金工、溶接工、保温工、築炉工、電気工、塗装工、
	建設機械オペレーター、現場監督等
	造船業
	船内艤装、船体艤装、電気艤装、塗装、溶接工、電気工、製罐工、配管工、保温工
	製造業
	製鉄所、発電所（保温材、保温材、パッキン、ガスケット、断熱材等を使用）
	化学プラント（保温材、保温材、パッキン、ガスケット、断熱材等を使用）
	自動車製造（ブレーキ、断熱材等を使用）
	鉄道車両製造（ブレーキ、断熱材、保温材等を使用）
	ガラス製品製造（石綿布、石綿手袋を使用）
	その他石綿含有建材を使用する作業
	農業（農薬に使用されたタルクの不純物の石綿に曝露）
	自動車整備士（ブレーキを使用）
	消防士（耐火服を使用）
	教員（石綿金網を使用）
	看護士（タルクを使用）
	家具製造（石綿袋を再利用）
	パン・菓子製造（オーブンに使用された断熱材の石綿に曝露）
	酒類製造（石綿濾過材に曝露）
	家具製造（石綿袋を再利用）

織工場が集中して操業していた。工場とその周辺で高濃度の石綿に曝露したことによって労働者だけでなくその家族と周辺住民に石綿関連疾患が多発し、被災者が国を相手に損害賠償請求を起こした。裁判の中で被災者は「その頃（1948年）の工場は、防塵の設備はなく大変な埃でした。着ている服、帽子等は真っ白に石綿が積もっておりました。部屋の空気が黄色く靄がかかって見える位でした。」とすさまじい石綿粉塵の様子を証言している。2014年10月、最高裁判決では、国が1958年の時点で局所排気装置設置の義務づけをしなかったことを違法として、国の賠償責任を認め、確定した。

石綿の採掘、運搬および石綿製品の製造現場では、現在の許容濃度である0.15f/ml（クリソタイル）、0.03f/ml（クリソタイル以外を含む）と比較すると数倍から数千倍もの高濃度の石綿に曝露していたおそれがある。これらの作業場とその周辺における石綿曝露は高濃度であり、明白である。しかし建設業では、材料や工具の変遷、職種の多様さ、作業場が非定常であることから石綿曝露の実態が不明確とされる場合が多い。次節では建設業での石綿曝露について検討する。

3．建設現場での石綿曝露の実態

建設現場は石綿製品製造工場と比べて石綿曝露は少ないのではないか、という思い込みがあるが、それは誤りである。1964年にセリコフ（I. Selikoff）は石綿製品製造工場の労働者よりも保温工のような使用者の方が肺がんの発生率が高く、中皮腫も発生していることを報告している[7]。英国と米国では1960年代までに石綿製品製造工場における局所排気装置などの対策は一定程度進められたが、使用される建設現場等における対策は後手に回ったために被害が拡大した。

建設現場は屋外作業という誤解

建設現場では、建設される建物が作業場でもあり、工場のような定常的

な作業は少なく、臨時的かつ断続的な作業が多く、一部は屋外作業となる。「屋外の臨時の作業場所」という印象から、そこで取り扱われる有害物質、例えば有機溶剤や石綿を含む粉塵への曝露について、工場での作業よりも危険性が小さいかのように誤認されることがある。

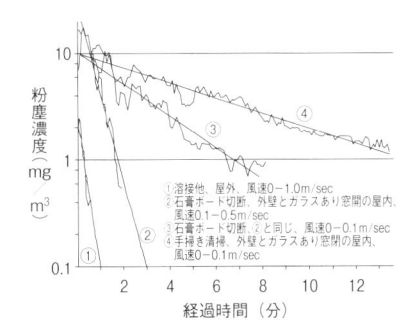

図1　換気の条件による吸入性粉塵の減衰の違い

日本の屋外作業の定義は「作業場建家の側面の半分以上にわたって壁等の遮へい物が設けられておらず、かつ、ガス・粉塵等が内部に滞留するおそれがない作業場」である。もちろん建設現場のすべてが屋内作業ということではない。私たちは2001年、鉄骨造の建物の基礎工事から内装工事までの主な工程での粉塵濃度測定を実施し報告した。建築工事の進行に伴い、足場とシートの設置、外壁取付け、窓の取付けによって、作業場内の気密性は増していく。土木作業や鉄工作業は屋外作業といえるかもしれないが、シート養生が設置され、建物の柱と屋根ができれば、上記の定義からも屋外作業とは言えず、現場に入る職種は屋内か屋内に近い状態で粉塵の曝露を受けるのである。

図1にこの建物の建築時の密閉度の違いによる気中粉塵濃度の減衰の比較を示す。屋外から外壁取付け、窓の取付けによって粉塵濃度の減衰速度が遅くなることが明瞭であり、「建設業は一般に屋外作業が多く粉塵曝露が少ない」というような大雑把な見識は正しくない。密閉度の高まる内装工事の段階で、大工、左官、電工、サッシ工、塗装工、配管工など多くの職種の作業者が建物内で作業を行い、各職は自分の作業を現場を替えて繰り返すことによって繰り返し石綿に曝露している。散水等の湿潤は仕上がりに影響するため新築工事、改修工事では通常は行われない。大量の粉塵を外へ出すことは近隣からの苦情につながるために避ける傾向にあり、換

気等により外部へ粉塵を拡散することも通常は行われない。これらによって作業場内部の粉塵濃度は必然的に上昇する。

臨時の作業場としての建設現場

建設現場は「臨時の作業場」である。そのために労働安全衛生法によって義務づけられている粉塵作業の規制である局所排気装置の使用義務や作業環境測定の義務が適用されない。局所排気装置は有害物質の発生源の近くに吸込み気流を発生させて有害物質が拡散する前に吸引し、有害物質をフィルターなどで取り除いてから排気を屋外に排出する装置である。製造工場では一定の能力のある風量の計算された局所排気装置を設置し、その中で行わなければならない粉塵作業だが、建設現場では局所排気装置の設置義務自体がなく、粉塵作業はそれぞれの職種の都合でいつでも、どこでも、管理されることなく行われる。

一定期間ごとに専門家である作業環境測定士が実施しなければならない作業環境測定の義務もない。グラインダー研磨や溶接などの定常的な粉塵作業は、6ヵ月以内ごとに1回の作業環境測定を実施し、評価が悪いときは改善を実施し、作業者の曝露をできるだけ予防する必要がある。高濃度の石綿を含む粉塵が発生しているおそれがある建設現場では、リスク管理のための測定が実施されていない。

また建設業には、工事全体の総合的な管理監督を担う元請企業のもと、中間的な施工管理や労務の提供その他の直接施工機能を担う1次下請、2次下請、さらにそれ以下の次数の下請企業から形成される重層下請構造が存在する。重層下請構造下では、現場と作業工程によって会社と作業者が入れ替わり、関係性が常に不安定となることから、役割や責任の所在が不明確になりやすく、元請による管理が行き届きにくい。一般に、工程の管理と転落墜落などの事故の防止対策は優先度が高いが、すぐには影響がない衛生対策は弱い。2000年代に私たちが調査した現場でも各職種は任意の場所で切断などの粉塵作業を行い、呼吸用保護具は使用しておらず、現

場監督がそれを指摘することはなかった。安全衛生上の管理が不十分な状況が2000年代に見られており、これ以前に同規模の現場で十分にできていたとは考えにくい。

文献による建設現場での石綿曝露

a. 石綿含有成形板の加工時の石綿曝露（表2①、②参照）

石綿含有成形板を工具で切断する等の加工時の石綿曝露についての1970年代の報告例としては、英国HSEは例えば、吸塵装置のない石綿断熱板（asbestos insulation board）の電動鋸による切断時に5–20f/mlなど、英国の建築現場での数f/ml～数十f/mlの石綿曝露の可能性を指摘している[10]。国内では、建設現場ではないが1971年に木村が石綿板切断時（除塵装置なし）10.8–16.2f/ml、および同（除塵装置あり）7.4–10.0f/mlを報告し[11]、1976年に石綿板切断断時の気中石綿濃度①電動鋸（除塵装置あり）2.89–25.08（幾何平均6.63）②電動鋸（除塵装置なし）147.03–391.50（幾何平均220.50）を報告している[12]。

これ以降、国内の測定では、久永、桜井、黒沢などが報告している。久永の報告では電動工具による切断時に数百f/mlという高濃度の個人曝露濃度を挙げている[13]。桜井はサイディングの電動丸鋸での切断時に対策を行わない場合に最大で数十f/ml[14]、黒沢は、石綿含有率の異なるフレキシブル板、ケイ酸カルシウム板、波板などを切断し、最大数f/mlの石綿濃度を報告している[15]。

私たちは2004年に建築現場での5種類の石綿含有建材の模擬的な加工時の作業者の石綿曝露濃度を測定した。電動丸鋸での切断時には屋外でも0.1–0.3f/ml、屋内では0.3–7f/mlの石綿濃度が確認された[16]。これは久永の報告よりも低濃度であるが、桜井、黒沢の報告と比較して同程度といえる。したがってフレキシブル板、ケイカル板、サイディング、スレート板、屋根用スレート板などの石綿含有建材を使用する建築現場では少なくとも作業者は切断などの加工時には数f/ml程度の石綿曝露を受けていた。

いったん発生した石綿粉塵の挙動は換気の状態によって異なるが、建設の工程が進み密閉度が増すに従って作業場内にとどまる粉塵が多くなり、再飛散を繰り返すことによって、建設現場内で働く作業者全員が繰り返し曝露を受けていたと考えられる。

b. 石綿含有吹付け材の施工等による石綿曝露（表2②参照）

日本では建築基準法により鉄骨造の建築物の鉄骨には耐火被覆を施さなければならず、1975年まではそれは吹付け石綿が使用されることが一般的であった。吹付け石綿は石綿とセメントを混合して吹付け施工する工法であり、石綿含有率は50％以上である。工法上、施工中の現場内の石綿は非常に高濃度となる。

鉄骨建築物新築工事での吹付け石綿に曝露する作業としては、大きく分けて、①吹付け作業、②その周辺での作業や監督、さらに吹付け施工後に壁、天井、柱などに対して内装材を施工する作業を建築大工が行う。この作業は、不要な吹付け材を取り除きながら、また、吹付け材に接触しながら、さらには取り除いた吹付け材の清掃作業を行いながら実施されることになる。したがって鉄骨建築物での第3の石綿曝露様態として、③吹付け作業後の内装作業が挙げられる。さらには④完成後の吹付けのある建物の改修工事に伴う石綿曝露があり得る。

吹付け作業時の石綿曝露が大きいだけではなく、その周辺、また、鉄骨建築物に吹付け石綿施工後に現場に入り内装工事や配管、電気工事を行う場合にも吹付けられた石綿を取り除きながらの施工となり高濃度の石綿に曝露されることが知られている。その危険性から世界的には1970年代に禁止の方向となり、日本でも1975年に事実上禁止された。吹付け石綿に替わり石綿含有率5％未満の吹付けロックウールが施工されるようになり、製品としての吹付けロックウールへの石綿含有は1989年まで続いた。

①石綿吹付け作業中の作業者の曝露濃度については、英国 HSE が100f/ml 以上[10]、Reitze らは30–100f/ml を報告している[17]。②石綿吹付け作業中の周辺の曝露濃度については、Reitze らは、吹付けノズルから3mの

場所で70-71f/ml などを示している[17]。③吹付け後の除去などの作業および④完成後の吹付けのある建物の改修工事については、Lumley らは、落ちた吹付け石綿に触れると11.89f/ml、吹付けの下で物を移動6.2f/cc など[18]、Sawyer らは、吹付け石綿に本棚が接触したときに15.5f/ml、30×50cm を除去すると7.1f/ml などの報告がある[19]。

　これらの文献から、吹付け石綿施工作業者は数百 f/ml 以上の曝露を、その周辺では数十 f/ml の曝露を受ける可能性があったと考えられる。吹付け石綿施工後建物内に立入り、吹付けられた石綿を剥がし、接触し、また、落ちた吹付け石綿の上を歩く、清掃する等の要因により発生した石綿濃度は数～数百 f/ml と考えられる。多くの建設労働者は、鉄骨造の建物の新築・増改築に大工、左官、配管工、電気工等として従事し、吹付け石綿による石綿曝露を受けていたと考えられる。

c.　建物解体時の石綿曝露（表2③参照）

　施工された石綿含有建材はいつか解体・除去される。不要な建材は建物の解体時に破砕されることが多い。破砕時の気中石綿濃度の報告例は、Mlynarek らは天井材除去の際の個人曝露濃度を0.003-3.5f/ml[20]、Crossman らは床タイル除去時の定点での濃度を0.0013-0.11f/ml と報告している[21]。私たちは解体中の建物内での作業について気中石綿濃度測定を実施し、石綿セメント板の天井板を破砕除去する作業では個人曝露濃度4.35f/ml、作業場の濃度は0.05-5.6f/ml、また、床用ビニルタイルのバールによる破砕除去の作業では個人曝露濃度0.18f/ml、作業場は0.05-0.21f/ml、吹付け石綿のある屋内の内装解体作業では個人曝露濃度幾何平均2.27f/ml、作業場の濃度は0.72-3.03f/ml であった[22]。

　これらの報告から、建物解体時に石綿含有成形板を破砕することによって作業者は許容濃度を超え、加工時に相当する石綿濃度に曝露するおそれがある。また測定値のばらつきが大きいことから作業者は間欠的な高濃度曝露を自覚なく繰り返していることが推察される。

　写真1は私たちの調査でクリソタイル含有セメント板の天井板をバール

表2　石綿含有建材に対する作業と発生する石綿粉塵濃度①

発表年	著者	対象	作業状況	n	測定結果 (f/ml)	(幾何)平均 (f/ml)
1973	HSE	石綿板	電動ドリルによる穿孔		< 2	
		石綿板	手鋸による切断		2−4	
		石綿板	電動鋸による切断		2−20	
		石綿断熱板	穿孔		2−10	
		石綿断熱板	研磨、成形		6−20	
		石綿断熱板	こすり、破砕		1−5	
		石綿断熱板	電動鋸切断		5−>20	
1971	木村菊二	石綿板	切断（除塵装置なし）		10.8−16.2	
		石綿板	切断（除塵装置あり）		7.4−10.0	
1976	木村菊二	スレート板	切断（吸塵装置あり）	3	2.47−3.50	3
		スレート板	切断面清掃		8.11−18.05	
		石綿板	切断（除塵装置あり）		7.40−10.00	
		大型の石綿板	電動鋸（吸塵装置あり）	15	2.89−25.08	6.63
		大型の石綿板	電動鋸（吸塵装置なし）	4	147.03−391.5	220.5
		大型の石綿板	電動丸鋸（吸塵装置あり）	4	33.74−90.17	55.05
		大型の石綿板	電動丸鋸（吸塵装置あり）	4	13.30−391.5	81.7
		小型の石綿板	手動鋸（吸塵装置なし）	4	0.31−2.55	1.01
		小型の石綿板	手動鋸（吸塵装置なし）	4	0.11−0.38	0.18
		小型の石綿板	切断面の清掃	3	17.23−162.4	67.08
		小型の石綿板	切断面の清掃	4	8.36−18.75	11.05
1988	Hisanaga	成形板	切断	4	125−787	214
		成形板	切断	3	103−630	245
		成形板	切断、穿孔、釘打ち−一部鋸切断	8	1.3−131	11
		成形板	切断、穿孔、釘打ち−一部鋸切断	7	0.9−48.1	5.4
		成形板	穿孔、釘打ち	8	0.3−14.1	2
		成形板	穿孔、釘打ち	15	0.1−4.6	1.3
		成形板	手工具による切断、研磨	1	12.1	
		成形板	手工具による切断、研磨	2	0.04−0.12	
		成形板	仕上げ、清掃	5	0.1−0.5	0.3
1989	桜井治彦他	サイディング	電鋸切断30cm×10（吸引機防塵マット）	3	0.007−0.04	
		サイディング	上記の個人曝露濃度	1	0.086	
		サイディング	電鋸切断30cm×10（袋集塵機防塵マット）	3	0.01−0.08	
		サイディング	電鋸切断30cm×10（集塵ボックス）	3	0.01−0.50	
		サイディング	上記の個人曝露濃度	1	2.05	
		サイディング	電鋸切断30cm×10（対策なし）	3	0.32−0.52	
		サイディング	上記の個人曝露濃度	1	1.17	
		サイディング	電鋸切断30cm×10（吸引機防塵マット）	3	0−0.43	
		サイディング	上記の個人曝露濃度	1	0.2	
		サイディング	電鋸切断30cm×10（袋集塵機防塵マット）	3	0.22−0.72	
		サイディング	上記の個人曝露濃度	1	0.27	
		サイディング	電鋸切断30cm×10（集塵ボックス）	3	0.21−0.76	
		サイディング	上記の個人曝露濃度	1	0.27	
		サイディング	電鋸切断30cm×10（対策なし）	3	0.27−0.63	
		サイディング	上記の個人曝露濃度	1	0.2	
1989	黒沢弘他	フレキシブル板（CH25%）	電動丸鋸切断（排気装置なし）	5		1.23
		フレキシブル板（CH5%）	電動丸鋸切断（排気装置なし）	5		0.44
		フレキシブル板（CH0%）	電動丸鋸切断（排気装置なし）	5		0.08

表 2　石綿含有建材に対する作業と発生する石綿粉塵濃度②

発表年	著者等	対象	作業状況	n	測定結果 (f/ml)	(幾何)平均 (f/ml)
1989	黒沢弘他	ケイカル板（CH25%）	電動丸鋸切断（排気装置なし）	5		1.92
		ケイカル板（CH 5 %）	電動丸鋸切断（排気装置なし）	5		1.49
		ケイカル板（CH 0 %）	電動丸鋸切断（排気装置なし）	5		0.14
		波板（CH25%）	電動丸鋸切断（排気装置なし）	5		1.56
		波板（CH 5 %）	電動丸鋸切断（排気装置なし）	5		1.07
		波板（CH 0 %）	電動丸鋸切断（排気装置なし）	5		0.11
2004	外山尚紀他	屋根用スレート（屋外）	電動工具切断100cm、釘打ち	1	0.14	
		スレート波板（屋外）	電動工具切断240cm	2	0.19-0.31	0.25
		サイディング（屋外）	電動工具切断195cm、釘打ち	2	0.13-0.23	0.17
		サイディング（屋外）	電動工具切断189cm	3	0.049-0.27	0.11
		フレキシブル板（屋内）	電動工具切断150cm、穿孔、釘打ち	3	0.33-0.40	0.35
		ケイカル板（屋内）	電動工具切断170cm、釘打ち	3	1.9-6.9	3.5
		ケイカル板（屋内）	電動工具切断144cm、釘打ち	3	1.8-7.0	3.1
		ケイカル板切断後（屋内）	清掃	1	0.54	
1973	HSE	吹付け石綿	石綿吹付け作業（Pre-dumping 装置）		5 -10	
		吹付け石綿	石綿吹付け作業（Pre-dumping 装置なし）		>100	
		保温材	保温材の除去（without through soaking）		1 - 5	
		保温材	保温材の除去（水を撒布しながら）		5 -40	
		保温材	保温材の除去（乾燥状態で）		>20	
1972	Reitze 他	吹付け石綿	石綿吹付け作業	6	30-100	
		吹付け石綿	吹付け材のホッパー投入	4	5 -22	
		吹付け石綿	吹付けノズルから10フィート（約 3 m）	1	71	
		吹付け石綿	吹付けノズルから10フィート（約 3 m）	1	70	
		吹付け石綿	吹付けノズルから15フィート（約4.5m）	1	17	
		吹付け石綿	吹付けノズルから20フィート（約 6 m）	1	37.6	
		吹付け石綿	吹付けノズルから20フィート（約 6 m）	1	66	
		吹付け石綿	吹付けノズルから35フィート（約11m）	1	10	
		吹付け石綿	吹付けノズルから75フィート（約23m）	1	46	
1971	Lumley 他	吹付け石綿	落ちた吹付け石綿に触れる	16	0.3-52.6	11.89
		吹付け石綿	吹付け石綿の下で物を移動	2	4.8-7.6	6.2
		吹付け石綿	堆積した吹付け石綿を掃く	1	3.75	
		吹付け石綿	吹付け石綿を掃く	1	350	
1971	Sawyer 他	吹付け石綿	吹付け石綿に本棚が接触	3		15.5
		吹付け石綿	電灯の交換	2		1.4
		吹付け石綿	1 × 2フィート（0.3×0.6m）を除去	3		17.1
		吹付け石綿	8 ×12フィート（2.4×3.7m）を除去	11		82.2
		吹付け石綿	電気工による1.2m の照明取付け	6		7.7
		吹付け石綿	乾燥状態で吹付け石綿除去中の室内	7		74.4
		吹付け石綿	除去作業後の清掃	10		6.5

表 2　石綿含有建材に対する作業と発生する石綿粉塵濃度③

発表年	著者等	対象	作業状況	n	測定結果 (f/ml)	(幾何)平均 (f/ml)
1996	Mlynarek 他	成形板	天井材除去（個人曝露 5 –140分間）		0.03-3.5	0.35
		成形板	天井材除去（個人曝露 8 時間）		0.04-1.5	0.03
		成形板	天井材除去（定点30-683分間）		0.002-0.056	0.011
		成形板	天井材除去（定点 8 時間）		0.0003-0.0088	0.0027
1996	Crossman 他	成形板	床材除去（定点）		0.013-0.11	
2002	外山尚紀他	吹付け石綿（個人曝露）	吹付け石綿下の天井板（石綿非含有）撤去	6	1.22-5.04	2.27
		P タイル（個人曝露）	バールによる破砕撤去	1	0.18	
		セメント板（個人曝露）	バールによる破砕撤去	1	4.35	
		吹付け石綿（定点）	吹付け石綿下の天井板（石綿非含有）撤去	4	0.72-3.03	2.17
		P タイル（定点）	バールによる破砕撤去	8	0.05-0.21	0.1
		セメント板（定点）	バールによる破砕撤去	4	0.05-5.60	1.33

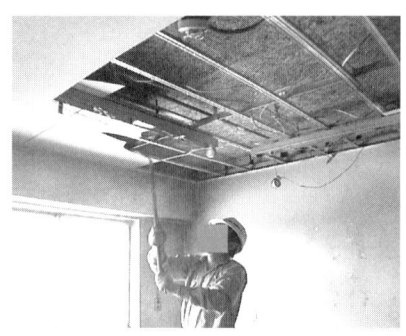 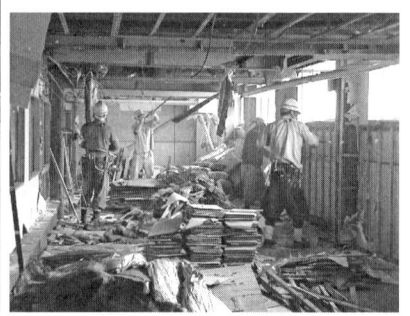

写真1　建物の解体現場での石綿含有建材取扱状況（石綿（クリソタイル）含有天井板をバールで破砕する作業者。このときの個人曝露濃度は4.35f/ml であった）。

写真2　吹付け石綿のある屋内内装解体作業（吹付け石綿（クロシドライト）が天井裏と柱に施工されている部屋の内装を解体する作業者。このときの個人曝露濃度は幾何平均2.27f/ml であった）。

で破砕除去（個人曝露濃度4.35f/ml）、**写真2**は吹付け石綿（クロシドライト）のある屋内の内装解体作業（個人曝露濃度幾何平均2.27f/ml）の模様である。いずれも高濃度であり、現在の日本産業衛生学会の許容濃度と比較するとそれぞれ、29倍（クリソタイル0.15f/ml との比較）、と76倍（クロシドライト0.03f/ml と比較）である。作業者は常にこの作業を行うわけではない。しかし、短時間、例えば1日でもこの作業に従事すると、高濃度の石綿に曝露され、許容濃度レベルの数ヵ月分に相当する石綿に曝露してしまう。毎日同様の作業がなくても、こうした作業が不定期に反復されることにより、発がんリスクが上昇していく。測定時には、両現場とも呼吸用保護具を着用していない作業者が多かった。

　以上のように、石綿製品が使用される建設現場での石綿曝露は製造現場と比較して管理されていないために、予想外に高濃度の石綿曝露を間欠的に受けるおそれがある。セリコフなどの研究から、製造現場よりも使用現場である建設現場での石綿曝露が問題視されるようになり、英国では1970

年代から、米国でも1980年代から建設現場での規制を強化し、対象の中心を建設現場に絞っている。しかし日本では、現在に至るまで、建設現場は局所排気装置の義務づけがなく、作業環境測定も実施されていない。

4．環境曝露

　石綿が鉱山や工場の周辺住民にも健康影響を与えていることは、1960年代英国のニューハウスらの研究[1]をはじめとして世界中で報告があり、疫学調査も行われている。

　日本での最悪の環境曝露は、クボタ旧神崎工場周辺住民の石綿被害である。兵庫県尼崎市にあるクボタ旧神崎工場は1954年から95年まで石綿含有建材や水道管を製造した。2005年6月29日、毎日新聞のスクープにより工場内の労働者が10年間で51人が石綿関連疾患で死亡しており、住民5人も中皮腫を発症していることが報じられた。工場の労働者の疾患は労働災害として把握されていた。問題は住民の中皮腫である。住民の中皮腫は、2004年に設立された石綿の被害者団体「中皮腫・アスベスト疾患・患者と家族の会」の役員であり関西方面で石綿被災者の支援に取り組んでいる古川和子さんが現地を足で歩いて調査して出会った人たちであった。

　工場の周辺に居住して、長年にわたって気づかないうちに石綿に曝露し、中皮腫を発症してしまったという事実は衝撃をもって社会に受け止められた。半年後の11月奈良医大の車谷典男教授らは独自に行った調査により工場周辺の中皮腫患者が85人に上ることを報告し、さらに大きな衝撃を与えた。

　工場内よりも有害物質の濃度が低いと考えられる周辺において環境曝露によって多くの人々が犠牲になった。石綿は発生源である職場を超えて、周辺にも被害を及ぼしている。クボタは因果関係を認めてはいないが、住民の石綿関連疾患に対して見舞金を支払うことに同意している。

　クボタ周辺の石綿関連疾患の被災者は2017年には300人に達した[23]。職域から排出された有害物質が外部に排出されることによって周辺住民など

の公衆に被害を及ぼすことを公害というが、石綿の被害はこれまでの公害とは異なる点がある。水俣病の有機水銀や工場や車のばい煙による光化学スモッグなどのように、不要な有害物を意図的に排出したものではない。石綿は、本来製品として使用されるべきものが、外部に漏れたものによる被害である。石綿製品製造工場での原料の石綿の漏洩率（飛散係数）はフロウラー（Fowler D. P）によれば0.01～0.05％とされている[24]。このようなごくわずかな量の飛散が甚大な被害をもたらしたのである。車谷らは、クボタの環境曝露による中皮腫死亡率と飛散シュミレーションから分析した結果、工場周辺の石綿濃度は平均1.3f/ml ないし1.5f/ml としている[25]。これは許容濃度の50倍もの高濃度である。この報告では、その理由の一つとして、飛散した石綿のK_M 値（第1章**25**ページ）が高い可能性、つまり細い繊維が多く発がん性が高い繊維が多く飛散したため、実際にはより低い気中石綿濃度で、平均的な評価よりも発がん性が高かった可能性を示している。クボタの公開資料から工場では開綿（解きほぐすこと）した石綿を空気搬送していた。排気口にはフィルターが設置されていたが、フィルターの性能が不十分な場合は微細な繊維、つまり発がん性が強い（K_M 値が高い）繊維が選択的に多く放出された可能性がある。

　石綿鉱山と工場周辺の住民被害については、熊谷らは1990年代の疫学研究をレビューし、クロシドライトとアモサイト鉱山の周辺地区での近隣曝露による中皮腫罹患の相対リスクは10～30程度、大規模な石綿工場の周辺地区では5～20倍になるとしている[26]。また、ゴールドバーグ（Goldberg M）らは環境曝露を含む非職業性曝露は先進国の中皮腫の20％の原因となっていると推定している[27]。

　日本ではすでに石綿含有製品の新規の製造は禁止されている。そのため現在は鉱山や工場からの飛散はないが、建物に残された石綿含有建材の除去工事の時や建物の解体時に石綿繊維を飛散させてしまう事例は数多く報告されている。今のところ、そのような飛散事故による被害は確認されていないし、工事は短期間で行われるために、被害が発生したとしても発生

源を特定し、疾患との因果関係を示すことは困難である。しかし、石綿の
リスクの大きさと工場周辺ですでに大きな被害が発生していることを考慮
して、飛散防止のために十分な対策をとる必要があり、リスクコミュニケー
ションが重視される。

5．建物曝露

建物に施工されている吹付け石綿などによる曝露つまり建物曝露による
健康被害も現実に発生している。厚生労働省が発表している「石綿曝露作
業による労災認定等事業場」によれば、2013年までに石綿による中皮腫と
肺がんによって労災認定を受けた労働者9,768人のうち、石綿曝露状況「吹
付け石綿のある部屋・建物・倉庫等での作業」とされている労働者は90人
であった。全体の１％弱が建物の吹付け石綿による石綿曝露つまり建物曝
露であった。労災に占める割合は大きくはないが、無視できる数字ではな
い。これは労災認定を受けた労働者のみなので、これ以外に個人事業主や
住民で数字に現れない被災者も存在する。

建物に施工されている石綿含有建材から通常の建物使用時に石綿が飛散
する様態はいくつか確認されている。最も多く見られるのは、吹付け石綿
が劣化したり、接触等の物理的な力が加わって石綿が飛散する場合で、国
内外で多くの事例が報告されている。私がかかわった事例を紹介する。

吹付けクロシドライトによる被害

1969年から2002年まで13年間、鉄道の高架下の商店街の一角で２階が倉
庫となっている店舗に店主として勤務した男性が、胸膜中皮腫を発症した。
店舗２階の倉庫には壁面と天井面に吹付けクロシドライトが施工されてい
た。２階には１日に数十回商品を取りに、また、納品搬入のために行き、
清掃も月に数回行っていた。気中石綿濃度を測定したところ、２階の静穏
時の濃度は3.09f/l、荷物搬入と清掃時の濃度は136.5f/lで、１階は0.34〜
1.13f/lであった。肺内からはクロシドライトの繊維と石綿小体（肺内の

石綿繊維を芯としてタンパク質と鉄が鉄アレイ状に付着したもの）が確認された[28]。店主は、店舗の所有者を相手に損害賠償請求を提訴したが、中皮腫の原因が吹付けクロシドライトであることと所有者の工作物の瑕疵に対する責任を認めて、原告である店主側が勝訴した。工場などよりも低い1 f/l 程度の曝露の継続と、間欠的な高濃度の曝露によって中皮腫が発症した典型的な建物曝露の事例である。

　もう1例は、多くの人々が住む公営住宅での事例である。1963年生まれの女性は生後まもなく公営住宅に転居し、1986年までの23年間居住し、2015年胸膜中皮腫を発症した。公営住宅の居室、台所、浴室、便所には吹付け石綿（クロシドライトとクリソタイルを混合したもの）が施工されており、1989年に封じ込め工事（石綿の表面を薬液で固める飛散防止の処理）が行われている。女性は23年間にわたって露出した吹付け石綿の下で生活しており、2段ベッドの上で吹付け石綿に触って遊んでいたという。これらの状況から住宅の天井の吹付けクロシドライトが中皮腫の原因である可能性が高い。

6．遅れた対策、広がる被害

　石綿による健康障害は早期から分かっていたし、前項のように職域を超えて特異な大きな被害を発生させていることも1960年代には知られていたが、日本でも世界でも対策と規制が圧倒的に遅れた。次のような言葉が残っている。「現在の知識に照らして過去を振り返ると、アスベスト関連疾患の発見と防止の機会をみすみす逃したとつくづく感じざるを得ない」[29]。誰の言葉か、というよりもいつの言葉か、が重要だ。これは1934年に英国の元主席産業医療監督官が言ったものだ。クボタが石綿管を作り始める30年前に「遅かった」と反省の思いをこめて語った監督官がいたのだ。このときから対策がとられていれば、現在のような被害は発生していなかったが、残念ながらこの警告は無視され、英国は1940年代大量使用期に入り、日本でも30年後に大量使用時期を迎えた。この約20年間の使用が40年後に

途方もなく大きな被害を発生させている。

欧州の経験

　欧州環境庁が2001年に発行したLate Lessons from early warnings：the precautionary principle 1986–2000（日本語版「レイト・レッスンズ 14の事例から学ぶ予防原則」7つ森書館）は、かつて産業発展のために役立つと信じられて使用された物質が与えた人々への健康影響と環境破壊について検討し、将来への教訓を示している。石綿だけではなく、漁業での乱獲、放射線、ベンゼン、PCBなどは危険性の明確な警告がありながら活動や使用を続けたことによって、取り返しのつかないダメージを与えてきた。そのため「予防原則」という考え方がEUを中心として普及した。「予防原則」とは、人の健康、環境に対する深刻かつ不可逆なリスクがあると予想される場合は因果関係について、十分な証拠がなくても完全な科学的証拠がそろうのを待たずに、費用対効果を考慮したうえで事前に予防的措置を取ることを求めるリスクマネジメントの方策である。

　石綿に対する早期の警告は19世紀末に英国の工場監督官によってなされている。1930年には工場で20年以上働いた労働者の60％に石綿肺などの被害が発生していることが報告され、英国では1931年に石綿に対する最初の法規制がとられている。その後、1930から40年代には米国、ドイツ、英国において肺がんの症例の報告があり、1960年には中皮腫の報告がなされている。これに合わせて石綿の法規制も強化され、1969年には除去工事を含む建設業での対策が義務づけられ、1987年には気中石綿濃度の規制を1 f/ml以下にする規制が始まった。「レイト・レッスンズ」では、それでも建設現場での石綿対策は遅れた、と指摘している。「アスベスト曝露のシナリオ中の"最悪のケース"と言えるアスベスト使用現場の労働者の実態認識していなかったことが、アスベストへの対応が遅れて不適切であった理由の一部である。」。英国、米国で1980年代頃から建設現場に焦点を絞った規制を開始したことは前述したとおりで、石綿の使用現場は製造現場より

も粉塵環境が悪いことは現在では世界の常識となっている。

遅れた対策

表3に1950年代以降の国内の石綿規制の経緯を示す。労働省は、1958年局所排気装置設置を指導する通達を発しているがこれはあくまでも指導であって法規制ではなかった。1971年、木村による測定[12]でも切断時の高濃度の石綿曝露の警告があり、同年特定化学物質障害予防規則が制定された際に、局所排気装置の設置や作業環境測定が義務づけられるなど規制が強化された。国による法規制の遅れによって被害が発生したとして、被害者が国に対する損害賠償請求を起こした泉南石綿裁判では、国は1958年に義務化すべきだった局所排気装置の設置義務が1971年まで遅れたことをもって国の責任を認めた。確かに工場では1971年の段階である程度曝露防止対策は進んだ。EUが問題にしている石綿製品の使用現場つまり建設現場ではどうであったか。

1976年には作業環境測定の評価のための管理濃度を 2 f/ml としているが、使用現場つまり建設現場での切断等の高濃度の石綿に曝露される作業場は「屋外」「臨時」の作業場所として、局所排気装置の設置および作業環境測定の義務は適用されない。また、呼吸用保護具の備え付け義務はあるものの、後述するように使用現場では石綿含有建材の表示がなされておらず、いつ使用すべきか判断することができない。さらには実際の建設現場での保護具の備え付けは私たちが現場で調査を実施した2000年代でもなされていなかった。こうした状況から、建設現場で働く作業者の石綿曝露が看過された。

製造工場での切断等の作業による高濃度の曝露の知見があれば、当然石綿含有製品の使用現場つまり建設現場での曝露は予想されたはずであるが、それにもかかわらず、国は建設現場での実態調査や濃度測定を実施せずに、呼吸用保護具着用の徹底、ポータブル型の吸塵装置の使用義務化、プレカット工法（建材を工場で切断し、現場で組み立てる工法）の普及な

表3 日本の石綿規制の経緯

1958年	局所排気装置設置を指導する通達
1971年	木村菊二「石綿板切断時の気中石綿濃度」
	①除塵装置なし10.8–16.2f/ml ②除塵装置あり7.4–10.0f/ml
1971年	ILO、WHO の専門家会議等で石綿ががん原性物質と認められ、国際的知見が確立
1971年	特定化学物質障害予防規則制定 製造工場での局所排気装置、作業環境測定義務化
1972年	労働安全衛生法施行
1975年	特定化学物質障害予防規則改正 吹付け石綿事実上禁止、表示義務等追加
1976年	木村菊二「石綿板切断時の気中石綿濃度」
	①電動鋸による切断（除塵装置あり）2.89–25.08f/ml（幾何平均6.63f/ml）
	②同（除塵装置なし）147.03–391.50f/ml（幾何平均220.50f/ml）
1976年	作業環境評価基準 石綿粉塵の管理濃度を 2 f/ml
	通達 クロシドライトの代替化推進他
1986年	通達 事前調査の実施、解体作業の隔離
1995年	労働安全衛生法改正 クロシドライト、アモサイト使用禁止
	特定化学物質障害予防規則改正 吹付け石綿の除去作業の規制
2004年	建材等10品目への使用禁止
	作業環境評価基準改訂 管理濃度 クリソタイル：0.15f/cc、それ以外0.03 f/cc
2005年	石綿障害予防規則 保温材、成形板の除去時の規制

　ど1970年代に行い得る規制を行うことを怠ったと言わざるを得ない。少なくとも国は、1968年以降に建設現場での石綿含有建材の使用実態や濃度測定などの調査を実施していれば、合理的かつ必要な対策を取り得たが、それを怠り、多くの建設労働者が石綿粉塵に曝露することを見逃した。

　労働省は1975年までに特定化学物質障害予防規則により、石綿取扱い作業での労働者保護のために、局所排気装置の設置、石綿含有の警告表示、作業環境測定の実施などを義務づけている。しかし、1975年当時、石綿製品メーカーの業界団体である社団法人日本石綿協会（以下「石綿協会」）が発行する石綿誌の同規則についての記事では、「石綿の規制といっても、石綿の使用についてのうんぬんではなく、石綿加工工場内において発散す

る石綿粉塵の濃度を一定値以下に抑えて、作業員の健康を守るという規制である。」[30]とある。あくまでも工場内での規制であり、建材のユーザーである建設業者への規制という認識はなかった。

国は1968年には、石綿含有建材の切断による石綿曝露の危険性を認識しており、その時点で建設現場での石綿含有建材の使用実態、労働者の石綿曝露の実態を調査すべきであったがそれを怠り、そのために1975年の規制強化の際に建設現場での有効な規制策を採ることができなかった。

1975年以降は、通知通達レベルの規制はあったものの、法律、規則による規制強化は長い間停止した。この間に米国では発がん物質としての管理を強化し、職業曝露の基準を2f/mlから0.2f/mlへと強化し、同時に建設業を特に危険な業種として位置づけ、それに特化した法規制に着手している。英国でも1986年に規制値を0.5f/mlに強化している。日本では1975年から20年間、1995年の特化則改正まで法律、規則による規制強化は行われず、規制値に当たる管理濃度を2f/mlから英米並みの0.15f/mlに強化するのは2004年であった。石綿の輸入量も英国では1980年以降減少に転じているが、日本では1990年まで大量消費を続けてしまった。1975年から95年の空白の20年間に日本は石綿を使用した諸外国の対策に大きく水をあけられてしまったのである。

建設現場の労働者は必要な情報が得られたか？

建設現場で働く労働者、小零細事業主が石綿と石綿含有建材に関する適切な情報と防護策について必要な情報を得ていれば、対策が取り得たかもしれない。確かに1975年特定化学物質等障害予防規則では、石綿をその重量の5％を超えて含有する製品に表示義務が課せられた。しかしながら、石綿協会が発行する石綿誌の同規則についての記事では、「これら製品をご使用のみなさまはラベル表示のある製品のみ、記載事項を順守していただければまったく危険はありません……（略）……一時的に石綿粉塵に曝露されても危険はほとんどありません。」[31]とする石綿の危険性を過小評価

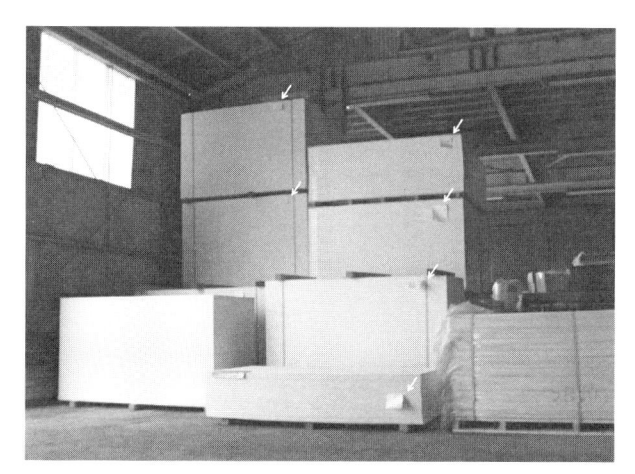

写真 3　石綿の警告表示（日本での石綿の警告表示は Ａ 5 判
　　　　の紙を建材200枚ごとに 1 枚はさむものであった）。

しているととられかねない記事を掲載している。同年 9 月には「労働安全
衛生法に基づくラベル表示について　石綿輸入業者需要者に要望」[32]とし
て、輸入業者と、輸入業者から石綿を購入する「需要者」つまり石綿含有
製品製造業者向けに表示義務を周知する記事を掲載している。メーカーに
対して、5 ％を超えて石綿を含有する製品への表示を呼びかけているが、
現場でそれを使用する建設業者と労働者への注意喚起を行った記事は見当
たらない。

　実際の表示は次のようなものであった。写真 3 は厚生労働省「石綿曝露
歴把握のための手引」の14頁の写真 C を拡大したものである。倉庫に保
管されている石綿含有ボードで、矢印で示す紙が表示である。大きさは
Ａ 5 判で 4 分の 1 がハサミしろで 4 分の 3 に表示が書かれており、ボード
200枚の 1 パレットに 1 枚挟み込まれた状態で出荷される。表示の紙は固
定されているものではなく、搬送の過程で紛失され、現場の労働者が見る
ことはほとんどない。このような表示義務に意味があったとは言い難く、
現場で石綿含有製品を取り扱う作業者が必要な情報を適切に受け取ること

はなかった。労働省がこの状況を認識していたのかは不明だが、どのような表示がされているかは容易に知り得たにもかかわらず、この状況に対して改善等の通知通達を発することはなく、業界任せにすることで、情報伝達という容易な、しかし重要な対策がとられなかった。

広がる被害

　人口動態統計による中皮腫の死亡数はICD10で統計を取り始めた1995年以降増加し続けており、500人（1995年）から1,550人（2016年）22年間で3.1倍に増加している。1995年以降の中皮腫の死亡者数はすでに2万2千人を超えている。石綿の疾患は中皮腫だけではなく肺がん、石綿肺なども引き起こす。ランセットが発表しているGBD（Gloval Burdun of Diseases：世界疾病負荷）では、日本での職業曝露の肺がんによる死亡者は毎年1万4千人以上、石綿肺による死亡者は320人と推計している。これら2つの疾患と中皮腫を合わせると年間1万数千人が石綿の病気で死亡し

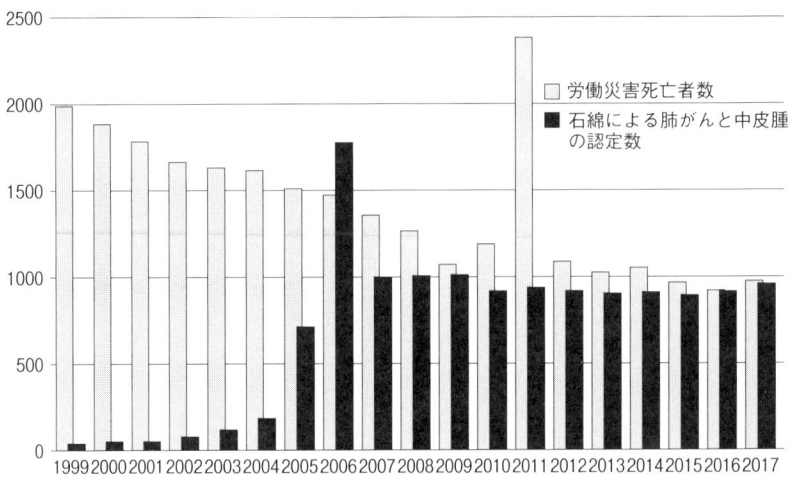

図2　近年の労働災害死亡者数と石綿による肺がんと中皮腫の労働災害認定数
　　　の推移

ており、それは今後も増加し続けることが予想される。村山の推定では2030年に中皮腫の死亡者数はピークを迎え、年間4,000人にのぼり、2000年からの40年間で累計10万人が死亡すると予測している[33]。このように石綿は今まさに多くの被害を発生させており、今後もそれは増加すると予想されている。

　2015年は日本の労働安全衛生の歴史に新たなページが書き加えられた年であった。労働災害による死亡者数が史上初めて1,000人を切り972人となったのである。その一方で石綿による肺がんと中皮腫の労災認定者は902人に上った。労災死亡者数は事業者が労働基準監督署長に提出する死傷病報告書による統計のため、潜伏期間が長い通常石綿関連疾患の被災者は入っていない。石綿による肺がんと中皮腫の全てが死亡するわけではないが、致命的な病気であり、本人と家族の苦しみは大きい。**図2**に示すように、石綿による肺がんと中皮腫の労災認定数は2005年のクボタショック後に急増し、労災による死亡者数と同程度で推移している。建設業では473人が石綿による肺がんと中皮腫で労災認定を受けており、墜落・転落による死亡（128人）を含む全死亡者数327人を上回る。建設業での安全衛生上の最大のリスク要因は石綿なのである。労働衛生の領域では最もリスクが高く、最優先に対策をとるべき物質であり、まさに「最悪の産業殺人者（Worst industrial killer）」なのである。

◇参考文献◇

1 ） Newhouse M L, Thompson H. Mesothelioma of pleura and peritoneum following exposure to asbestos in the London area. Brit J Ind Med 1965；22：261-269.

2 ） Commission of the European Communities, Public Health Risks of Asbestos Exposure. Report of a Working Group of Experts prepared for the Commission of the European Communities, Directorate-General for Social Affairs, Health and Safety Directorate. Commission of the European Communities, eds. Oxford：Pergamon Press, 1977：1-149.

3 ） Luus K. Asbestos：mining exposure, health effects and policy implications. Mcgill J Med. 2007 Jul；10（2）：121-126.

4 ） Wang X et. al. Cancer Mortality in Chinese Chrysotile Asbestos Miners：Exposure-Response Relationships. PLoS One. 2013；8（8）：

5 ） 全日本港湾労働組合「神戸港港湾労働者における職業性呼吸器疾病等に関する統一意見書」1981年11月11日.

6 ） ドイツ産業職業協同組合連合本部，BK レポート，2007.

7 ） Selikoff I. Asbestos exposure and neoplasia. J. Am. Med. Ass. vol. 188；22-26, 1964.

8 ） 労働省安全衛生部．改訂特定化学物質等障害予防規則の解説．1981.

9 ） 外山尚紀，名取雄司，伊藤昭好．住宅建築現場における建設労働者の粉塵曝露に関する検討．労働科学　2001：77（7）：278-288.

10） Health and Safety Executive（1973）Guidance Note EH 35, Probable asbestos dust concentrations at construction processes.

11） 木村菊二．「作業現場の石綿粉塵」労働の科学，9，pp. 22-24. 1971.

12） 木村菊二．「アスベスト粉塵の測定法についての検討」第49回日本産業衛生学会第20回日本産業医協議会講演集，pp. 372-373. 1976.

13） Hisanaga, N. et al（1988）"Asbestos exposure among construction workers", In Proc 7 th International Pneumoconioses Conference, Pittsburg, PA, August 23-26, pp. 1053-1058.

14） 桜井治彦他（1989）「一般家屋壁材施工時の発塵状況調査結果」スレート協会技術部論文集，32，pp. 43-53.

15） 黒沢弘他（1989）「スレート切断での石綿粉塵濃度に及ぼす石綿含有量の影響」スレート協会技術部論文集，32，pp. 1-7.

16） 外山尚紀他（2002）「建築物解体作業現場における石綿曝露に関する検討」産衛

誌，244，p. 327.

17）　Reitze, W. B. et al.（1972）"Application of sprayed inorganic fiber containing asbestos: occupational health hazard" Am. Ind. Hyg. Assoc. J, 33, pp. 178–191.

18）　Lumley, K. P. S.（1971）"Buildings insulated with sprayed asbestos : a potential hazard" Ann. Occup. Hyg, 14, pp. 255–257.

19）　Sawyer, R. N,（1977）"Asbestos exposure in a Yale building Analysis and resolution" Environmental Research, 13（1）, pp. 146–169.

20）　Mlynarek, S. et al.（1996）"Asbestos exposure of building maintenance personnel" Regul Toxicol Pharmacol, 23（3）, pp. 213–224.

21）　Crossman, R. N. et al,（1996）"Quantification of fiber releases for various floor tile removal methods", Applied Occupational and Environmental Hygiene, 11（9）, pp. 1113–1124.

22）　外山尚紀他（2002）「建築物解体作業現場における石綿曝露に関する検討」産衛誌44，p. 327.

23）　中皮腫・アスベスト疾患患者と家族の会尼崎支部，尼崎労働者安全センター．「クボタショック」から12年"緩慢なる惨劇"に立ち向かう 6．2017.

24）　Fowler D. P. Disposal and emission of asbestos in the United States. Menlo Park, Calif : SRI International. 1977.

25）　熊谷信二，車谷典男．尼崎市クボタ旧神埼工場周辺に発生した中皮腫の疫学評価．2006. http：//www.joshrc.org/～open/files/20060331-022.pdf

26）　熊谷信二，車谷典男．石綿の近隣曝露と中皮腫罹患リスク，産業衛生学会雑誌49：77–88，2007.

27）　Goldberg M, Luce D. The health impact of nonoccupational exposure to asbestos: what do we know? Eur J Cancer Prev. 2009 Nov；18（6）：489–503.

28）　名取雄司他．吹き付けアスベストのある店舗での勤務が原因で発症したと考えられる悪性胸膜中皮腫の1例，産業衛生学雑誌，46，550．2004.

29）　Late Lessons from early warnings: the precautionary principle 1986–2000（日本語版「レイト・レッスンズ　14の事例から学ぶ予防原則」7つ森書館2001）.

30）　石綿誌，1975. 10. 25.

31）　石綿誌，1976. 5. 25.

32）　石綿誌，1976. 9. 25.

33）　村山武彦他，わが国における悪性胸膜中皮腫死亡者数の将来予測（第2報），第75回日本産業衛生学会，2002.

第3章 石綿対策の現状と課題

第3章　石綿対策の現状と課題

　前章で示したように、石綿使用の前半は、①鉱山での採掘、②輸送、③製造工場での石綿含有製品の製造、④建築現場などでの加工と使用のステージがあり、すべてのステージで被害を出している。これらの前半のステージは日本ではすでに禁止されているが、被害は今後も続くことが確実である。

　建材のように長期間使用される製品の中の石綿対策はこれで終りではない。残された石綿含有建材の後半のステージは、①把握（調査、分析）、②管理、③解体と除去、④廃棄の4つのステージがある。これらのステージでの飛散防止対策が適切にとられなければ、被害はさらに拡大する。この章では、日本の石綿対策の現状と課題について検討する。

1．日本の石綿規制の概要

　日本では複数の省庁によるいくつかの法律により石綿の規制が設けられている。国土交通省は建物管理と建物の利用者保護を目的として、厚生労働省は作業に従事する労働者の保護を目的として、環境省は石綿粉塵の発生源周辺の住民の保護と石綿の廃棄物の安全な処理を目的して、それぞれの省が所管する法律が規制している。

　表1に石綿関連の法律の概要を示す。

　一方、既存石綿含有製品の対策では、次の4つのステージでの管理が必要となされる。

　①　把握（石綿含有建材の所在と状態の確認のための調査と分析）

　②　管理（除去されるまで飛散しないように管理すること）

　③　解体と除去（飛散させずに除去すること）

　④　廃棄（収集運搬、最終処分場での飛散防止）

　表1に示すように、環境省の廃棄物の処理及び清掃に関する法律以外は

表1　石綿関連の法律の概要

法規	所管	対象となるステージ	石綿含有吹付け材（レベル1）	保温材、断熱材、耐火被覆板（レベル2）	その他成形板等（レベル3）	規制内容	主な対象
労働安全衛生法 石綿障害予防規則	厚生労働省	解体と除去	建築物等に吹き付けられた石綿等	石綿等が使用されている保温材、耐火被覆材等	石綿等	新規の輸入、使用、販売などの禁止 石綿含有製品の取扱い時の規制 石綿含有建材の除去時の対策などの規制	労働者保護を目的とした事業者への規制
大気汚染防止法	環境省	解体と除去	特定建築材料	特定建築材料	規制対象外	特定建築材料の除去時の対策などの規制	周辺住民保護を目的とした除去工事の発注者および事業者への規制
廃棄物の処理及び清掃に関する法律	環境省	廃棄	廃石綿等 特別管理産業廃棄物（飛散性アスベスト）	廃石綿等 特別管理産業廃棄物（飛散性アスベスト）	石綿含有産業廃棄物（非飛散性アスベスト）	廃石綿等および石綿含有産業廃棄物の廃棄についての規制	公衆衛生の向上を目的とした廃棄物の排出者および処理業者への規制
建築基準法	国土交通省	把握、管理、解体と除去	吹付け石綿と石綿含有吹付けロックウールのみを規制	規制対象外	規制対象外	増改築時の除去等の業務 石綿飛散のおそれのある場合の勧告・命令 定期報告	建築利用者の保護を目的とした建物所有者、管理者または占有者への規制
建設工事に係る資材の再資源化等に関する法律（建設リサイクル法）	国土交通省	解体と除去	特定建設資材に付着した吹付け石綿等（レベルに関わらず）	特定建設資材に付着した吹付け石綿等（レベルに関わらず）	特定建設資材に付着した吹付け石綿等（レベルに関わらず）	付着物の除去その他の工事着手前における特定建設資材に係る分別解体等の適正な実施を確保するための措置を講ずること。	建築材料の分別解体やリサイクルを目的とした事業者への規制

すべて解体と除去を主な対象としている。各省の視点から見れば、解体と除去の際に石綿の飛散リスクが最も高くなるために、そこに重点をおいているということなのだが、吹付け石綿の除去について似通った法律が3つもあり、逆に平常時の調査や管理についてはほとんど規制がないという、バランスが悪い体系になっている。石綿障害予防規則と建築基準法には把握と管理のための規制があるにはあるが、弱く実行力に乏しいものであることは後述する。日本の現行法では、石綿含有建材の除去工事や建物の解体工事が予定されるまで、把握と管理の明確な義務はない。この点が英国、米国等と大きく異なる点である。

石綿の規制は歴史的に厚生労働省が重要な役割を果たしてきた。輸入、使用などの禁止は厚生労働省が所管する労働安全衛生法により決められている。大気汚染防止法と石綿障害予防規則は、それぞれが周辺住民保護と労働者保護の観点から石綿含有建材の除去時の対策を規制しており、内容的に似た部分が多い。解体工事前の事前調査も2つの法律に規定されている。国土交通省の建築基準法は建物利用者保護のために、吹付け石綿と石綿含有吹付けロックウールのみを規制している。

「縦割り」のために複雑である。例えば、規制する法律によって石綿含有建材の分類と名称が異なる。厚生労働省が所管する労働安全衛生法と石綿障害予防規則では、0.1％を超えて石綿を含有する製品を石綿含有製品とし、吹付け石綿等の吹付け施工された建材を「建築物等に吹き付けられた石綿等」、保温材等の4種類の建材を「石綿等が使用されている保温材、耐火被覆材等」、成形板等のその他の建材を「石綿等」とし、それぞれ「レベル1」、「レベル2」、「レベル3」としている。環境省の大気汚染防止法では、レベル1および2に相当するものを「特定建築材料」として規制対象とし、それ以外は規制していない。環境省の廃棄物の処理及び清掃に関する法律（以下廃棄物処理法）では、廃棄物となった石綿含有製品の分類として、特定建築材料に当たるものを「廃石綿等」または「飛散性アスベスト」として特別管理産業廃棄物に指定し、それ以外のものを「石綿含有

産業廃棄物」または「非飛散性アスベスト」としている。国土交通省は建築基準法で吹付け石綿と吹付けロックウールのみを規制対象としており、増改築時にこれらの建材の除去等を義務づけている。

　石綿含有建材のある建物の解体工事では複数の届出を行わなければならず、また地方自治体の条例もあり、石綿除去工事の際には繁雑な手続きが必要となる。

2．把握（調査と分析）

　使用された石綿含有建材を把握することが対策の第一歩になる。石綿含有建材の所在を確認し、劣化状態を判断すること、必要があれば建材の一部分を採取して分析することが必要となる。建築後年月が経った建物の石綿含有建材の所在を確認することは難しい。図面は残されていないこともあり、残っていても記述が正確とは限らない。大きな建物は改修、増改築がある。後半のステージの入り口である調査と分析での間違いは、石綿曝露に直結する。劣化した石綿含有建材から飛散した石綿による被害を防止するために、また、建物の管理・維持のために、この過程は重要である。

事前調査

　建物の解体前の石綿含有建材の調査は2つの法規で位置づけられているが、前述したように、平常時の調査ではなく、建物の解体や石綿の除去工事の前にのみ義務づけられている。石綿障害予防規則第3条には事前調査の規定がある。これは建物の解体時等に際して解体工事等を行う事業者が解体工事等に従事する労働者の石綿の曝露を防止するための規定である。また、大気汚染防止法第18条の17には解体工事等に係る調査及び説明等として、解体工事等の受注者による調査と発注者への説明が義務づけられている。

　この事前調査は石綿対策の最初の一歩で、重要だが、現実には不適切な調査によって石綿含有建材を見落としたまま建物の解体工事を行い、石綿

を飛散させてしまった事故が数多く発生している。

調査の失敗による飛散事故

　2016年、総務省行政評価局は、石綿による健康被害を防止する観点から、建築物の解体等や災害時における石綿の飛散・曝露防止対策の実施状況等を調査し、その結果をまとめ、改善措置について関係省庁へ勧告している[1]。勧告の最初の項目が事前調査での石綿含有建材を見落とすことによる飛散事故の防止である。総務省は調査対象の16都道府県における2010年4月から2015年7月までの解体工事と石綿除去工事で自治体または監督署が把握している調査に問題があった事例52件を分析している。

　52件のうち、届出すべき石綿含有建材を見落としたまま工事に着手してしまったものが79％（41件）、飛散防止対策を採らずに解体工事を行ってしまったもの、つまり作業場と周辺へ石綿を飛散させてしまい労働者などが石綿に曝露してしまったと考えられるものは56％（29件）に上った。調査にミスがあった場合には、その半数以上が飛散事故に至っている。

　調査ミスの内容では、図面や目視では確認できない場所に石綿含有建材があり発見できなかったケースが最も多く62％（32件）、次いで、工事の発注者からの説明が不十分なために事前調査が適切に行われなかったケースが19％（10件）であった。

　解体工事において天井裏などの確認できない場所に吹付け石綿があり、確認できずに解体工事に着手したというケースが最も多いが、そもそも吹付け石綿は鉄骨の梁、柱、スラブ（天井裏の部分の鉄板）などの隠れた部位に施工するもので、それを確認するのが事前調査である。解体前の事前調査では、壁、天井などの内装材を破壊して徹底的に調査しなければ意味がない。基本的な調査の目的や方法が理解されずに、不適切または調査せずに解体工事を開始しているものが多い。吹付け石綿等の届出すべき石綿含有建材を予期せず発見した事業者が行政に相談したり、届け出たりすることによって飛散事故までは至っていない事例もあるが、次のように深刻

な飛散事故に至った事例もある。

　煙突内部に施工されている石綿含有断熱材の中で製品名カポスタックは厚さが約5cm、アモサイトを70％以上含有しており、柔らかく飛散しやすく、石綿含有建材の中でも危険性が高い製品の一つである。この煙突の見落としが52件中8件で15％を占めている。そのうち1件を除いて7件でそのまま建物を解体してしまい、kg単位の石綿を周囲に飛散させた。現場だけでなく周辺環境に重大な影響を及ぼしていることが懸念されるが、私たちが確認した限り、1件以外は公表されていない。

　また、東日本大震災後の建物解体工事において同様の煙突の断熱材の飛散事故が発生したことから厚生労働省は2012年9月13日、注意喚起の通達を発している。しかし総務省の調査の事故の5件は、この通達後に発生している。通達程度では法的な拘束力がなく効果が不十分である。

　行政による気中濃度測定によって飛散が発覚した仙台の事例では建物の敷地境界で360f/lという高濃度の石綿濃度が確認されている。これは吹付け石綿が確認され届出されたにもかかわらず、破砕されたものである。新聞報道によると事業者は石綿があることを承知で「工程を急ぐ必要があった」ために対策をとらずに破砕除去したもので「確信犯」と言える悪質な事例である。

　周辺住民などから通報で問題が発覚する事例も5件あった。兵庫県の事例では、住民が解体工事現場で吹付け石綿を疑い、行政に通報したところ、事業者は調査自体を実施していなかった。住民が外部から見て吹付け石綿と判断するものを解体業者が見逃すとは考えにくく、この事例も「確信犯」が疑われる。

　このように総務省による調査によっても事前調査における課題だけでなく、事業者の技量とモラル、さらには監督行政の課題が浮き上がってくる。この調査は16都道府県を対象としているが、これらの自治体は、石綿対策に力を入れている自治体である。例えば、独自の条例を持っている（川崎市、大阪府、兵庫県他）、自治体による気中石綿濃度測定で除去現場を監

視している（仙台市、大阪府、兵庫県他）等の独自の取り組みを行っており、他の自治体よりも現場の監視が行き届いている。ほかの自治体では事故や問題が少ないのではなく、発覚していないと考えるべきで、実態はこの調査よりも深刻と考えるべきだろう。

通常使用時の建物調査

　石綿含有建材は2004年まで製造され、流通を考慮すると2006年以前に建てられた建物には石綿含有建材が使用されている可能性がある。第2章で見たように、建物に施工されている吹付け石綿などの下に滞在することによって石綿関連疾患を発症してしまった例がある。発がん物質が身近にあり、場合によっては劣化していることもあり得るが、建物の所有者、管理者や住民が石綿含有建材の所在やその状態を把握していることはほとんどない。石綿を規制している数多い法律の中で、通常使用時の建物の石綿含有建材の調査を義務づける法律がないためである。

　法的な側面を見ると、石綿障害予防規則は、事業者に対して使用する労働者を吹付け石綿などによる石綿曝露を防止する義務を課している（第10条）。建物曝露による労働災害の認定事例もある。しかし、そのための調査を事業者や建物所有者に義務づけてはいない。また建築基準法の定期調査報告が義務づけられている特定建築物は建築士などによる調査が義務づけられており、石綿の項目もあるが、不特定多数が出入りする等の特定建築物に限られ、調査も誰でも実施することができ、発がん物質の管理にふさわしい徹底したものではない。国土交通省は2016年度に建物所有者向けに調査を促す講習会を開催し、自主的な調査を呼びかけているが、あくまでも自主性に任せるものである。

　学校などの公共建築物は、2005年「クボタショック」を契機に文部科学省などの指示により調査が行われ、吹付け石綿などは除去工事が行われたが、これは文部科学省や厚生労働省の指示により自主的に行われたもので、調査を行う者の要件はなく、学校職員などが調査している。

　2015年、日本で初めて、建物の所有者の管理責任を問う裁判が確定した。石綿の曝露状況は第2章51ページを参照されたい。この裁判では、建物所有者の民法上の土地工作物責任を認め、吹付け石綿のある建物の利用者の損害賠償請求に対して6千万円の支払いを命じている。

　このように建物所有者または管理者の責任として石綿含有建材の調査を実施すべきという方向性が現れ始めているが、明確に法的な義務とはなっていない。英国や米国では、建物所有者または管理者による建物の調査を義務づけ、石綿管理の第一歩としている。この点が日本の石綿管理の大きな課題である。調査ができていなければリスクも不明で管理もできない。日本では建物利用者は発がん物質の存在を知らずにその近くで生活したり働いたりしているのが現状である。

資産評価としての建物調査

　企業会計基準が2010年に改正され、石綿などの有害物質の将来の処理費用を負債として評価することになった。企業が保有する建物に吹付け石綿が施工されている場合には、将来発生するその除去費用が資産除去債務に該当する。評価のために調査の必要があるが、通常は図面のみの調査で済まされることが多い。

　不動産取引時にもいくつかの石綿に関連する事項がある。①宅地建物取引業法の建築物売買の際の重要説明事項に吹付け石綿等の有無がある。しかし、これは調査を実施した場合のみで調査をしていなければ説明の義務はない。建物所有者は、調査を行った結果、吹付け石綿の存在を知ってしまえば報告しなければならず、あえて調査をしないケースもある。これ以外には、②住宅の品質確保の促進等に関する法律の住宅性能表示制度により既存住宅を性能表示する場合には石綿含有建材の有無を明示する必要がある、③不動産取引時における不動産鑑定評価基準では土地や建築物等の適正評価に当たり、確認する必要のある鑑定評価事項に石綿等の有害物質があるため、調査が必要になる、④投資用不動産の取引や企業買収等での

デューディリジェンス（投資判断のための調査）において物理的調査報告として建物環境のリスクを評価する必要があり、この際に建物の石綿調査が必要になる。

　以上のように、企業会計や不動産取引の際に、いわば「負の遺産」として石綿含有建材を把握することがあるが、これらはあくまでも資産の評価のためのものであって、建物利用者の石綿曝露防止という観点ではない。

建物の調査を行う者の資格

　総務省の調査では建物調査の課題が浮き彫りになった。建物調査は誰が行っているのか？　日本では解体工事や除去工事が行われる際に初めて石綿含有建材の調査の法的な義務が発生する。建物増改築を繰り返す建物の石綿調査は難しい。吹付け石綿が建物の隠蔽部分に隠されている場合や一部分にのみ使用されている場合もある。石綿含有の吹付け材の上から無石綿の吹付け材を施工していることもある。調査漏れは即石綿の飛散事故につながるためクリティカルで厳しい仕事である。石綿のリスク、石綿含有建材、建築等の幅広い知識が必要でもあり、誰にでもできる仕事ではない。

　2005年に施行された石綿障害予防規則では、建物の解体工事の前に石綿含有建材の有無を確認するために「事前調査」を義務づけている。しかし、建物調査の方法、記録様式、資格については法的な規定はなく、誰でも調査ができてしまう状態が続いた。厚生労働省は、2012年5月「建築物等の解体等の作業での労働者の石綿曝露防止に関する技術上の指針」を公示し、その解説を公開した。その中で事前調査ができる者として「石綿作業主任者技能講習終了者のうち石綿等の除去等の作業の経験を有する者」と「日本アスベスト調査診断協会に登録されたアスベスト診断士」を挙げた。

　石綿作業主任者技能講習終了者は、労働局に登録した講習機関が実施する技能講習を受講し修了試験に合格した者である。しかし、この技能講習は、座学のみ10時間で、そのうち建物の事前調査に関するのは2時間程度でしかない。除去等の経験があったとしても調査の技量を担保するもので

はなく、調査が適切にできる保証はない。

　また、「アスベスト診断士」は、旧日本石綿協会（現 JATI 協会）が商標登録し試験を行っている民間の資格制度である。石綿協会は石綿製品製造企業などによる業界団体で、石綿製品を普及させてきた歴史がある。過去に石綿製品を販売し施工してきた企業の多くが、現在は石綿含有建材の調査と分析を行っている現状もある。この通達に対して石綿の被災者団体などは、公正さに欠け、社会的なモラルに反すると抗議し、撤回を求めている。いずれにしても、厚生労働省の通達には法的な拘束力はなく、両者による調査は義務ではない。

　一方、国土交通省では2007年の総務省による民間建築物の石綿含有建材の調査の促進のための調査方法の検討指示を受けて、社会資本整備審議会アスベスト対策部会での検討を経て、2013年「建築物石綿含有建材調査者」の養成を開始した。建築物石綿含有建材調査者は建物の解体工事の事前調査のために石綿含有建材の所在を確認するだけの資格ではない。建物の管理のために石綿含有建材の劣化の状況を調査し、石綿のリスクを下げるためのアドバイスを与えることもできる。また、建材の石綿含有の有無を分析が必要な場合には試料を採取する。石綿と石綿含有建材についての知識、リスクとリスク管理についての知識、建物についての知識と採取の技量が必要な業務である。2018年現在約1,000名の調査者が養成されている。先の厚生労働省の調査ができる者の要件にも建築物石綿含有建材調査者が追加された。現状ではこの建築物石綿含有建材調査者のみが調査に係る唯一の公的な資格であり、他と比較して信頼性は高い。しかし建物の調査をこの建築物石綿含有建材調査が行わなければならないという法的な規制はなく、誰でも調査できる状況は変わっていない。

石綿含有の有無の分析

　建材などの石綿含有の有無の分析も管理と除去のための重要なプロセスである。「含有あり」を「なし」としてしまうと、即曝露事故につながり、

「含有なし」を「あり」とすると、不要かつ高額の除去費用がかかることになる。いずれも許容されにくく、分析後の建材はすぐに除去されなければ後まで建物に残り、再分析されることもある。石綿分析もまたクリティカルな仕事である。

日本での石綿の含有についての分析方法は JIS 規格に定められている。2016年に制定された JIS A 1481は4つの規格があり、JIS A 1481-1（以下 JIS-1 等）と JIS-2 が定性分析（石綿含有の有無つまり0.1％を超えて含有しているか否かを判定する分析）で、JIS-3 と JIS-4 が定量分析（石綿の含有率を確定するための分析）である。

JIS-2 は日本独自の方法で、2006年制定され2008年改訂された JIS A 1481「建材製品中の石綿含有率測定方法」が元となっている方法である。これは国際的に通用している方法と異なる方法であり、石綿の定義も国際的合意と異なり、また、精度の面でも問題点が指摘されている[3]。石綿の定義については第 1 章で詳説したが、世界の国および国際機関において、石綿の定義は石綿様形態（Asbestiform）を持つ珪酸塩鉱物が定着している。縦横比 3：1 以上は気中石綿濃度を測定する際の計数上のルールである。しかし、なぜか日本は石綿の定義として縦横比 3：1 以上を採用している。定義が異なれば、結果が異なることが予想される。石綿様形態と縦横比 3：1 は全く異なる。

日本が JIS 法を制定した 6 年後、ISO（国際標準化機構）でも製品中の石綿の定性分析方法が ISO22262として制定された。その中の石綿の定義は石綿様形態を持つ珪酸塩鉱物である。分析方法も JIS-2 とは大きく異なる。ISO 法が制定された場合は、それは原則そのまま JIS 法に反映される。そのため現状の JIS 法は定義と方法が異なる 2 つの定性分析方法が並立している状況にある。JIS 法の概要を**表 2** に示す。

ISO のワーキング・グループには日本からも代表が参加し、日本独自の分析法を ISO 法に取り入れさせる提案をしたが採用されなかった。ISO のワーキング・グループの議長であるチャットフィールド（Eric Chat-

表 2　JIS A 1481 の各パートの概要

JIS A 1481-	項目	石綿の形態の定義	基本的な機器	対応する ISO 法
1	定性	石綿様形態	実体顕微鏡、偏光顕微鏡	22262-1
2	定性	縦横比 3：1	X 線回折、位相差分散顕微鏡	なし
3	定量	—	X 線回折	なし
4	定量	石綿様形態	実体顕微鏡、偏光顕微鏡	22262-2

※石綿様形態（Asbestiform）

A．石綿―破砕や加工により容易に長く細く柔軟で強い繊維に分離する石綿様形態（asbestiform）へ結晶化した蛇紋石と角閃石に属する特定の珪酸塩鉱物をさす鉱物学的総称。クリソタイル、クロシドライト、石綿様形態のグリュネライト（アモサイト）、アンソフィライト石綿、トレモライト石綿、アクチノライト石綿を含む。

B．石綿繊維―石綿様形態を呈する鉱物繊維の集団で光学顕微鏡観察により以下の特徴を持つ。

1）アスペクト比 20：1 から 100：1 以上の粒子（長さ 5 μm 超）．2）通常 0.5μm 未満の非常に細い繊維．3）次の特徴の 2 つ以上をもつもの．a. 束をなす平行な繊維．b. 先端が広がった繊維．c. 単繊維がもつれた塊．d. 曲率をもつ繊維．

field）によれば、日本独自の方法を検討するためにブラインドテスト（石綿の有無と含有率を知らせずに分析して精度を確認するテスト）を実施したが、満足できる結果が得られず、日本の方法は全体的に繊維の検出と特定の手順が不必要に複雑にされ、かつ信頼性を低くしている等の問題があり、科学的に容認できないとしている[4]。日本独自の分析方法は問題があると国際機関では認識されている。

アスペクト比 3：1 は「安全側」か？

　日本は石綿自体の定義として縦横比 3：1 以上を採用している。よく言われるのは「縦横比 3：1 以上は石綿様形態よりも緩い定義であり、安全側だから良いのではないか？」という主張である。米国で 1980 年代に規制当局である OSHA がとった立場と近いものだ。OSHA は 1986 年の規制強化の際に石綿様形態を石綿の定義としたが、劈開して縦横比 3：1 以上となったトレモライトについては完全に安全性が確認されていないために規

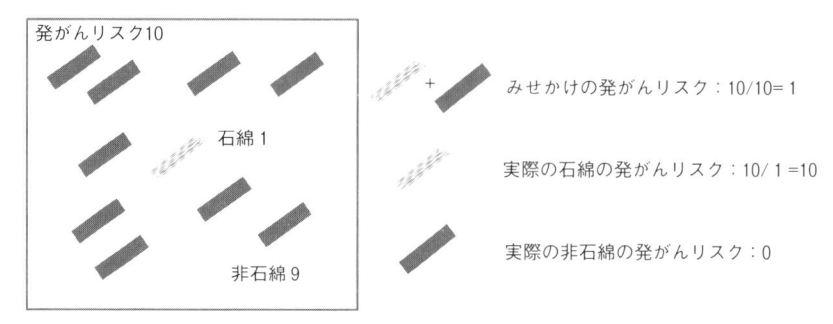

アスペクト比3：1以上の粒子が10本あり、そのうち1本のみが石綿様形態であった。これに曝露した時の発がんリスクが10であった。すべてを混合してしまうと、1本の発がんリスクは10/10で1となる。しかし、実際には石綿のみが発がんに作用していたとすると、石綿の実際のリスクは10となり、リスクを過小評価していたことになる。

図1　石綿と非石綿が混在した場合の発がんリスクの仮定

制対象からは外さなかった。OSHA が規制対象を石綿様形態に限定するのは1992年以降である。

　縦横比3：1以上は確かに石綿様形態よりも緩い定義ではあるが、必ずしも安全側ではない。曝露量に対する発がんという反応を評価することを考える（**図1**）。例えば10という曝露量に対して10という反応が見られた場合、曝露量1に対する反応は1となる。しかし、曝露量10をよく調べると縦横比3：1以上が9、石綿様形態が1で、実は石綿様形態のみが反応に寄与していたとすると、石綿様形態の鉱物の曝露量1に対する反応は10となり、当初の評価よりも実際のリスクは10倍だったことになる。定義を過大評価することはリスクを過小評価することになる。

　最初に縦横比3：1を提案したのは英国の石綿産業が主催する石綿肺研究協議会であった。石綿産業は定義を広くする傾向があるようだ。「石綿以外にも発がん物質はたくさんある。縦横比3：1の粒子も発がん性があるかもしれない。」という主張は石綿のリスクを薄めることに役立つ。

　しかし第1章で見たように、石綿は桁外れに強力な発がん物質であり、発がんは形態に由来することが分かっている。分析者が石綿様形態に注意

をはらう形態観察を軽視することは、石綿のリスクの本質を見失うことにつながる。

石綿分析の信頼の失墜

2006年発効した石綿分析の公定法である JIS A 1481は国際的に通用しないだけではない大きな問題があった。石綿には鉱物種6種（クリソタイル、アモサイト、クロシドライト、トレモライト石綿、アクチノライト石綿、アンソフィライト石綿）があることは常識だが、この JIS 法では分析対象を主要な3種（クリソタイル、アモサイト、クロシドライト）に限定してしまったのである。3種類の石綿を見逃すという重大な誤りは2008年の JIS 法改定まで続いた。そのため厚生労働省は2008年に再分析等を指示する通達を発している[5]。トレモライト石綿ほかは「新3種」と呼ばれ、多くの自治体や企業では、費用をかけて再分析を依頼する事態となり、日本における石綿分析の信頼を失墜させてしまったのである。

注目しなければならないのは、JIS 法を検討した委員会のメンバーに日本石綿協会から委員が参加している点である。石綿の専門家にとって、石綿が6種類であることは常識である。しかも日本石綿協会の機関誌には、1977年にはアンソフィライトを輸入する業者の広告が、1981年には韓国産トレモライトを輸入していた企業の広告が掲載されていた（**図2**）。JIS の委員会は使用されたことを示す証拠のある種類の石綿を分析対象から除外するという失態を犯し、多くの自治体や企業に損害を与え、分析の信頼性を貶めたのである。それだけではない。旧石綿協会、現在の JATI 協会はかつて石綿を輸入し、または石綿含有製品を製造・販売・施工してきた業界団体である。ここに加盟している、または加盟していた少なからぬ企業は現在、石綿の調査・分析・除去を事業としている。日本石綿協会は、不適切な分析方法の決定に関与し、再分析により業界への不当な利益誘導を行ったことが疑われる。

日本の石綿産業は石綿の禁止まで「管理使用」つまり「発がん物質であっ

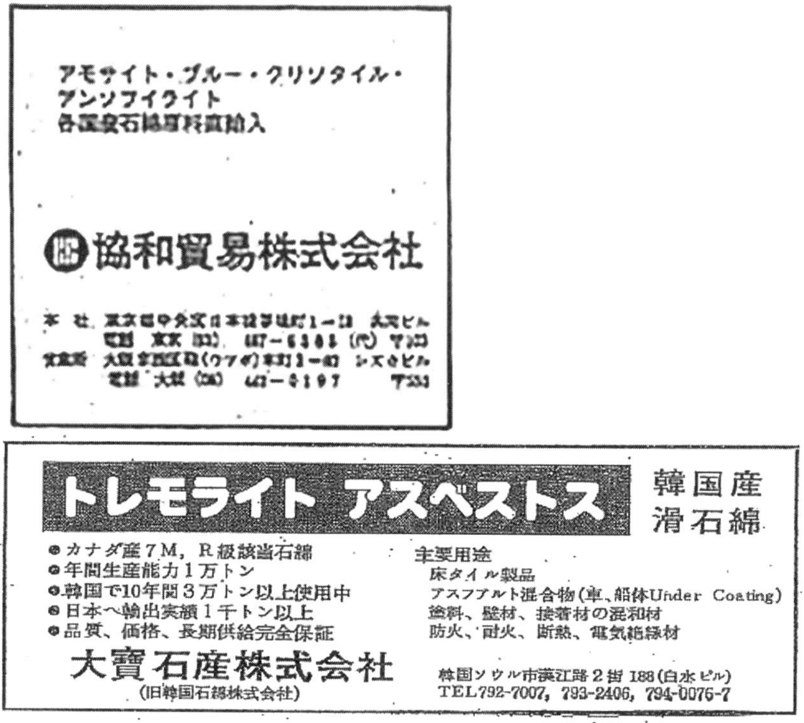

上：「石綿」1977年9月25日、下：「せきめん」1981年 No. 420

図2　アンソフィライトおよびトレモライトを輸入していた企業の広告

ても管理して使用すれば問題ない」として石綿製品を製造し続けてきた。この章で見てきたように「管理使用」が破綻していることは明らかである。分析をめぐるこの事件は、石綿産業が石綿対策の政策決定に関与することに対する疑義を決定的にするものといえる。

石綿分析の課題

　石綿はその定義から「繊維状」の形態を観察することが分析の第1歩である。これはほかの多くの有害物質の化学分析とは異なるアプローチであ

る。分析者が眼で見ることが基本となるため、分析者のトレーニングと精度管理が重要となる。

　米国の石綿分析での技術認定プログラムでは年 4 回の試験試料分析以外に日常的に精度管理が行われており、ミスが 1 ％を超えると資格を失うという厳しいものである[6]。海外では発がん物質である石綿分析のためにそれほど厳しい管理が求められるが、日本では国際標準と異なる分析方法が通用してしまい、精度管理も始まったばかりだ。

　米国では、規制強化が始まる1980年代後半に石綿分析の技術者の養成が急速に進んだ。1987年から1991年まで年間500人を超える分析者が養成され、この間に4,200人の分析者が養成された[7]。日本では日本環境測定分析協会が行っている基礎講習の修了者は2018年 3 月現在、延べ214人である。精度管理については日本作業環境測定協会と日本環境測定分析協会が実施している。石綿分析については英国、米国と比較して30年遅れと言わざるを得ない。早急に分析方法の整備、分析者の養成、分析者の資格制度の創設、精度管理の制度づくりを行う必要がある。

3．管理

　石綿含有建材は大量に残されており、身の回りにあふれている。建物の石綿調査によって石綿含有建材の所在と劣化状況が把握されたとしてもすべてをすぐに除去することは不可能であり、今後数十年にわたって飛散と曝露を防ぐ管理が必要となる。さまざまな建材について管理する方法、どのような状態になったときに除去が必要となるのか、小規模な改修や補修の際の飛散防止対策の課題は検討されていない。残された石綿含有建材により作業者や建物利用者が石綿の曝露を受ける可能性がある場面は、①劣化した吹付け石綿からの飛散、②改修や補修などで石綿含有建材への加工や接触による飛散、③煙突用断熱材からの煙突使用時の飛散等が考えられる。

　これらに対応するためには、適切な建築物の石綿含有建材の調査が行わ

れなければならない。さらにその先に、管理の手法として、劣化度の定期点検、改修工事の際の飛散防止対策、濃度測定によるリスク評価、建物利用者とのリスクコミュニケーションなどが必要となる。これらは専門性が必要だが、管理を行う者の資格も定められていない。

管理の現状

　現存する建物にある石綿含有建材の管理に係る規制は、石綿障害予防規則と建築基準法に規定されている。

　石綿障害予防規則第10条は、事業者は労働者が働く建物に吹付け石綿（レベル１）または保温材等（レベル２）が劣化して労働者が曝露するおそれがあるときは除去等の対策をとらなければならないとしている。現に2013年までに自らは石綿を取り扱うことはない90人の労働者が、労働していた建物の劣化した吹付け石綿からの石綿飛散による曝露で中皮腫等を発症して、労災認定を受けている。

　建築基準法では、第28条の２において石綿含有建材の建物への使用を禁止するとともに、建物の増改築時に石綿等規制材料（吹付け石綿および石綿含有吹付けロックウール）の除去等を義務づけている。これは増改築時にしか発動しない。また、第10条により特定行政庁は建物の石綿等規制材料の劣化が進んでそのまま放置すると危険であると認めたときは、その所有者等に対して勧告・命令することができるとされている。しかし、石綿について実際にこの勧告や命令が発動されたことはない。

　現状ではこれらの規定を事業者や建物所有者が理解して、対策を講じているとは言えない。対策を講じるためには、まず建物の調査をしなければならないが、調査の義務がない。調査と分析によって石綿含有建材の所在を把握し、劣化度、気中石綿濃度などからリスクを判定し、しかるべき対策をとるという専門的な手順が必要だが、それらの規定がないために事業者などが実行することができない状況なのである。

煙突からの石綿飛散

　総務省の調査では煙突用断熱材を見落として建物を解体してしまい飛散事故となる事例があったが、通常使用時つまりボイラーなどを稼働させると煙突上部から石綿繊維が飛散することもある。特に煙突用断熱材の中でアモサイト含有率が高く、結合が緩い断熱材層が煙突内に露出している製品はそのおそれがある。

　2012年9月にボイラー設備などを有する建物に付随する煙突の内部に施工されている石綿断熱材からボイラーの通常使用時に煙突から石綿が飛散し、またボイラー室内も石綿に汚染される可能性があるという報告が相次いで発表された。私たちが2本の煙突でボイラー稼働時の煙突頂部の気中石綿濃度を測定したところ、最大73f/lの石綿濃度を確認した[8]。

　煙突以外にも例えば石綿含有吹付け材が空調の経路にある建物は常時風が当たることにより石綿が飛散している可能性がある。またエレベーターシャフト内の吹付け材も風や振動を受けて飛散する可能性があるが、調査されておらず把握されていない。

　日本では建物調査が解体時まで義務づけがないこともあり、石綿を管理するための具体的な規定がない。管理の分野でも対策はこれからと言える。

4．解体と除去

　吹付け石綿等（レベル1）と保温材等（レベル2）が施工されている建物は解体工事に先立ち除去工事が行われる。劣化した吹付け石綿等は解体工事を前提とせずに除去工事のみが行われることもある。除去工事の規制は厚生労働省が管轄する労働安全衛生法および石綿障害予防規則、環境省が管轄する大気汚染防止法による。事前調査を実施し、届出が必要で、除去工事は養生と呼ばれる密閉空間内で負圧（内部の圧力が外部よりも低い状態）を保って行われる。通常は石綿除去の専門業者が実施する。

　スレート板などの成形板（レベル3）は、通常、建物の解体工事の際に解体業者によって取り外される。石綿障害予防規則により事前調査は必要

だが、届出は不要で、散水による湿潤化を行い、基本的に破砕せずに取り外す必要がある。

　発がん物質である石綿含有建材を取り除く作業は、石綿使用の後半のステージの中で最もリスクが高くなる。不適切な作業、飛散事故、無届け工事などの問題事例がたびたび報道されている。

吹付け石綿等の除去現場での石綿飛散

　吹付け石綿（レベル１）と保温材等（レベル２）の除去作業における飛散事故などの問題事例で報道された事例および行政の調査で問題が明らかになった事例について、東京労働安全衛生センターとNHKクローズアップ現代が調査したところ、2005年から2015年までの11年間で116件が確認された。気中濃度測定によって石綿の飛散があったものが55件で、そのうち150f/lを超える事例が15件あり、最高濃度は1,500f/lであった（2016年２月４日放映）。現場で作業していた人たちと周辺住民が石綿に曝露したと考えられる。それ以外の61件は飛散防止対策が採られずに除去されており、これらも石綿の曝露につながったと考えられる。これらの事例は明らかになったものだけであり、氷山の一角と考えるべきだ。

　厚生労働省は東日本大震災被災地で行われた公費による建物解体工事等の作業場で気中石綿濃度測定を集中して実施した。2011年から13年にかけて259ヵ所の現場を測定し、80ヵ所が吹付け石綿等の除去工事の周辺であった。そのうち13現場で石綿の飛散が確認された。実に16％である。環境省と厚生労働省による東日本大震災アスベスト対策合同会議で提出されたデータを元に作成したものを**表3**に示す。東日本大震災被災地石綿対策のこの調査は抜き打ちではなく、予告して気中濃度測定を実施している。それで16％で飛散という数字は重大である。１年間に吹付け石綿等の除去工事は約１万件届出がある（2015年度は10、317件）。そのうちの1,600件で石綿飛散があることになる。石綿除去作業に従事している作業者はもちろん、周辺に滞在している人々も知らずに石綿の曝露を受けているおそれが

表3 厚生労働省による東日本大震災被災地の石綿除去作業場の石綿濃度測定
結果による石綿漏洩現場数

年度	測定現場数	石綿除去作業場	石綿飛散現場数	うち煙突除去中の飛散現場数
2011	100	22	4	1
2012	100	38	4	1
2013	59	20	5	2
計	259	80	13	4

ある。深刻に受け止めなければならない数字である。

除去業者へのヒアリング

　飛散事故多発の原因は何か？　東京労働安全衛生センターは東日本大震災被災地の石綿対策を進めるプロジェクトを進めてきた。その活動の一環として被災地で吹付け石綿等の除去に従事する事業者のヒアリングを実施し、その要因を聞いた。

　除去に要する費用に占めるのは、人件費、飛散と曝露を防止するための装備、廃棄費用の3つが大きい。本来発がん物質は完全に除去しなければならないが、丁寧に除去し、清掃し、磨くためには人件費がかかる。すぐに解体される建物であれば取り残しがあったとしても証拠が残らない。また、除去の確認をする完了検査の制度もない。「手を抜けばそれだけ儲かる」構造がある。飛散と曝露を防止するための装備である防塵マスクのフィルター、使い捨てにしなればならない保護衣、養生シート、飛散抑制剤等の必要で高価な消耗品を節約すればそれだけ利益が出る。そうすることによって廃棄物の処理費用も減る。

　一方、「クボタショック」後公共工事の除去工事が急増したことから、除去業者の数が約20倍までに急増したが、学校などの工事は2年で終了し、リーマンショックの影響から工事が激減した。民間の解体工事では石綿除

去工事は解体業の下請けとなり、ダンピングを強いられ、安全対策の費用を削減しなければ利益がでない工事が増加してしまった。いったん「手抜き」に手を染めてしまうと、元に戻すことは困難となる。石綿関連疾患は潜伏期間が長いこともあり、毎日取り扱う労働者の緊張感も薄くなりがちだ。

　工事を監視するために立入検査を行うのは地方自治体と労働基準監督署だが、地方自治体の担当者には石綿除去の専門家は少なく、異動のために経験と知識が蓄積されず、労働基準監督署の衛生専門官は知識もあり権限も強いが圧倒的に人数が少ない。技術が未熟なために発生する問題は行政の立入検査でも発見されやすいが、除去の専門家が意図的に行う手抜きを見抜くことは難しい。罰則も弱い。大気汚染防止法による50万円程度の罰金を支払っても、手を抜いたほうが儲かる。罰金も滅多に適用されない。

　法律と枠組みの面、技術の面、経済的な面の複合的な問題を抱えている。

解体現場での石綿飛散

　飛散しやすい吹付け石綿と比較して、スレート板等の石綿含有成形板（レベル3建材）はより広く使用されていて、木造住宅などの小規模な建物にも施工されている。スレート板、岩綿吸音板、ケイ酸カルシウム板、床用ビニルタイルなどの石綿含有の疑いがある建材を一切使用しないで施工された建物の方が稀である。成形板等は廃棄物となったときに「非飛散性アスベスト」と呼ばれることがあり、飛散しないと誤解されているが、解体時の破砕で石綿が飛散する。また、建築基準法と大気汚染防止法では解体時の規制はなく、届出の義務がない。これらの建材の解体時の扱いの現状を考える。

　厚生労働省は2015年11月「石綿含有建材の除去作業における労働者の石綿曝露防止措置について」という通達を出している。これは東日本大震災被災地の石綿含有成形板のある建物の解体工事現場での気中石綿濃度測定から石綿の飛散が確認されたため、対策の徹底を求めたものである。その

現場ではレベル 3 建材のケイ酸カルシウム板を除去する作業を行っていたが、除去後にフレキシブルコンテナバッグ（回収用の袋）に入れるために散水などの対策を行わずにこれを破砕したために石綿が飛散したと見られている。通達では①除去は手ばらしで破砕や切断せずに、そのまま運搬できるフレキシブルコンテナバッグを使用すること、②やむを得ず破砕する場合は十分に湿潤化すること、③粉塵の再飛散の対策を講じること、の実施を求めている。東日本大震災から 4 年半、石綿障害予防規則で石綿含有成形板の除去時の規制を開始して10年後にようやく発せられた通達である。

　東京労働安全衛生センターでは、被災地での調査の経験から解体現場での石綿含有成形板の取扱いについて、被災地以外でも調査を実施した。2014年から15年にかけて全国の 8 市区において建設リサイクル法の解体工事の届出情報を元に解体現場を訪ねて建材の取扱と掲示の状況を調査した。結果を**表 4** に示す。795ヵ所を訪問し、解体中の現場が245ヵ所であった。そのうち石綿含有成形板の破砕等の問題がある現場が46ヵ所で19％に上った。適切な表示ができていた現場は87ヵ所で36％であった。解体現場では 5 件のうち 1 件で石綿含有建材が破砕されていることになる。成績の良かった 2 つの自治体は、石綿含有成形板についても解体の際に届出の義務がある独自の条例を制定している自治体であった。逆に最も成績が悪かった自治体は大気汚染防止法の政令市ではない、つまり自治体に大気汚染防止法の窓口である大気環境課等がなく、石綿について理解している担当者がいない自治体であった。自治体の関心の高さ、監視の度合いが結果に反映している。

　解体現場での石綿含有建材の除去は届出義務がなく、監視されていない。そのために破砕などによって石綿粉塵が飛散し、作業者が曝露しているおそれがある。周辺への飛散も懸念される。

　熊本地震後の調査の際に、熊本市発注の解体工事で理想的といえる波板スレートの解体現場を見学する機会があった。移動式の足場を組み、強力

表4 解体現場での石綿含有建材取り扱い状況調査結果一覧

自治体	訪問件数	解体中件数	問題事例の件数と割合(%)		適切な取扱いの件数と割合(%)		適切な表示の件数と割合(%)		レベル3届出条例	大防法政令市
A市	37	15	8	53	0	0.0	1	6.7	×	×
B市	106	34	11	32	0	0.0	3	8.8	×	○
C市	26	4	1	25	0	0.0	3	75	×	×
D区	78	28	7	25	0	0.0	9	32	×	○
E区	70	26	6	23	0	0.0	2	7.7	×	○
F市	79	17	3	18	0	0.0	1	5.9	×	○
G市	65	18	2	11	0	0.0	4	22	×	○
H区	78	19	2	11	0	0.0	10	53	×	○
I市	73	28	3	10.7	1	3.6	19	68	×	○
J市	120	30	2	6.7	1	3.3	17	57	○	○
K市	63	26	1	3.8	0	0.0	18	69	○	○
計	795	245	46	18.8	2	0.8	87	35.5		

な散水機を使用して湿潤化しながら、フックボルトのナットをインパクトドライバーで一つずつ外して除去する。現場の石綿作業主任者の話によると、重機によるミンチ解体と比較して4倍から5倍程度の工期と工賃がかかるとのことであった。

　石綿障害予防規則に厳密に従って解体工事を行うと、足場の設置、散水、破砕せずに撤去しなければならないが、法律の内容と現実の現場との乖離が大きく、実行できている現場の方が少ないのが現実だ。外壁、屋根、軒下、内壁、天井、床のさまざまな場所に施工され、種類が多い成形板の飛散防止対策は現場によって異なる。転落、墜落、転倒、感電、落下物などの多くのリスクが共存し、リスクトレードオフ（大きなリスクを低減するために、小さなリスクを受け入れること）が必要な場面もあり成形版の対策は単純ではない。しかし厚生労働省が発行している「厚生労働省石綿飛

散防止徹底マニュアル』には吹付け材の対策については記述が23ページあるが、成形板についてはわずか 2 ページしか書かれていない。建物の所有者や発注者の立場から見ると、解体工事のようになくなってしまうものに高額の費用を出すことに抵抗感が強いのは理解できる。対策工事が行われるようになるためには、届出義務、罰則などの法規制自体の強化、促進するための支援、発注者や作業者への教育と宣伝などの多面的なアプローチが必要である。

指導・勧告・命令・罰則の適用状況

　解体・除去時の石綿含有建材の取扱いについて、石綿障害予防規則と大気汚染防止法の 2 つの法規による規制があるものの、課題が多いことを見てきた。もちろん、これらの法律の違反には罰則がある。石綿障害予防規則の違反は例えば、事前調査を実施しなかった場合や湿潤等の飛散防止を怠った場合に最大で 6 ヵ月以下の懲役または50万円以下の罰金が課せられる場合がある。調査ミスによる石綿飛散事例と紹介した事例（**69**ページ）では、高濃度の石綿を飛散させ、解体作業中の労働者が石綿に曝露してしまった。事業者は労働安全衛生法および石綿障害予防規則違反で略式命令を受け、刑が確定したが、罰金は最大が適用されたが、わずかに50万円であった。わずかな罰則であっても頻繁に適用されていれば、抑止効果になるかもしれない。しかし実際には石綿障害予防規則による罰則の適用はごく限られている。厚生労働省は、2016年10月以降の労働法違反による書類送検した事案の概要と会社名を公開するようになった。2018年 1 月現在までの 1 年 3 ヵ月間に確認された石綿障害予防規則違反はわずかに 5 件であった。これでは抑止効果にはならない。

　大気汚染防止法では、届出違反については 3 ヵ月以下の懲役または30万円以下の罰金、作業基準合致命令や停止命令に違反した場合には 6 ヵ月以下の懲役または50万円以下の罰金を課すことができる。こちらは石綿問題の関心の高まりもあり、自治体による立入検査実施数は2011年の5,770件

から2015年には17,470件に、勧告その他の行政指導数も2011年の53件から2015年には2,832件に急増している。しかしながら同じ期間に命令は年間数件にとどまっており、罰則の適用も実績がない。大気汚染防止法は故意犯でなければ罰則は適用できず、指導や命令を受けて改善すれば、たとえどんなに石綿を飛散させていたとしても罰せられることがない。

リスクアセスメントの観点から

　労働現場の中で石綿のリスクは他の有害物質と比較して非常に大きく、労災統計上でも最大のリスク要因であることは第1章で示した。現在、石綿を取り扱う作業は主に石綿の除去の現場と建設の解体現場、そして改修や補修のために石綿含有建材を加工する作業である。

　労働現場ではリスク要因である有害物質や危険要因から労働者を守るためにさまざまな規制や取り組みがある。リスクアセスメントという手法は現場のリスク要因を洗い出し、その大きさを評価し、必要な改善と対策を実施するもので、基本的な職場改善の方法として建設現場を含めて多くの現場で普及している。

　また、鉛や水銀、一部の有機溶剤等の特にリスクの高い有害物質については、定期的に作業場での有害物の環境中の濃度を測定する作業環境測定が義務づけられている。結果を「第1管理区分（作業環境管理は適切）」、「第2管理区分（作業環境管理に改善の余地あり）」、「第3管理区分（作業環境管理適切ではない）」の3段階で評価し、結果に甚づき改善を進める。これも一つのリスクアセスメントである。石綿も作業環境測定の義務がある。ところが石綿の除去や建物の解体の現場での測定は実施されていない。作業環境測定は6ヵ月以上継続して作業が行われる作業場について測定義務があり、臨時の作業場所である解体や除去の作業場は測定対象とはならない。現場の改善を前提とする作業環境測定の位置づけからそのような規定になっているのだが、労働者は現場を替えて同様の作業に従事し、繰り返し石綿に曝露するおそれがある。

　吹付け石綿等の除去現場の内部では、飛散抑制剤の散布、除去作業、磨き作業、清掃、石綿の回収などの一連の作業が行われるが、それらの作業の際の石綿濃度の測定義務はない。高濃度となる作業が特定できず、濃度を下げるための対策をとることができない。現実の被害が発生している発がん物質を取り扱う最もリスクの高い作業場、つまり最もリスクを知ることが必要な作業場で測定がされず、リスクアセスメントもできていないのが現状である。労働安全衛生法改正によって、2016年から化学物質のリスクアセスメントが義務づけられた。しかし、製造禁止物質である石綿はこの対象からも外されている。製造禁止という最も規制の厳しい物質を取り扱う労働者のリスクアセスメントが行われていない状態が続いているのである。エタノールを扱う労働者（居酒屋の店員やバーテンダー）にリスクアセスメントを義務づけて、石綿含有建材を破砕する労働者には義務づけないことは、明らかに合理的ではない。

　こうなると作業者は防塵マスクなどの呼吸用保護具で防護するしかない。しかし労働衛生上の呼吸用保護具の基本的な考え方は、作業環境管理と作業管理を行っても濃度基準以下にできない場合、または作業環境改善までの暫定期間に使用するもので、適切な防護係数の呼吸保護具を提供して労働者の健康を守るものである。防護係数とは作業環境中の有害物質の濃度を保護具内の濃度で除した値で、防護係数×許容濃度が環境中の有害物質の濃度よりも大きい保護具を使用する必要がある。つまり保護具を使用するためには環境中の有害物質の濃度が分かっていなければならないが、それが行われていない。労働衛生の基本原則が成立していないのである。

　石綿の作業場と似た作業場がもう一つある。トンネルの掘削作業である。トンネルの掘削の作業では高濃度の粉塵に曝露し塵肺を発症した労働者が国に対して損害賠償請求を提訴し、2007年最終的に国と和解した。その際に原告団と国はトンネル内で粉塵が高濃度となる切羽付近の粉塵濃度測定の実施を検討することを約束する合意書を交わした。トンネルの切羽付近

では臨時の作業場所であることと、発破や重機による危険もあることから粉塵濃度測定が行われていない。厚生労働省は2016年になってようやく、気中粉塵濃度測定のための検討委員会を設置した。

　作業環境測定は、使用量がごくわずかであっても、評価として第1管理区分が何年続いても、少零細企業であっても、半年に1回測定しなければならない。意味がないとまでは言わないまでも、これにかかる費用を他の改善（棚を作る、ラベルを使う、整理整頓する、段差をなくす、照明をつける等々の低コスト改善）に充てた方が職場の改善につながり作業環境が良くなる事業場も私たちの周囲には多い。逆に明らかにリスクが高く、現実の大きな被害を発生させており、測定によってリスクを把握することが重要な石綿作業とトンネル内での粉塵作業が「臨時の作業場所」とされ、測定が行われず、労働者はリスクを知ることができず、リスク管理ができない状態がいまも続いている。

5．廃棄

　環境省が所管する廃棄物処理法では、吹付け石綿と保温材等（レベル1および2）の廃棄物を「廃石綿等」の特別管理産業廃棄物として管理型または遮蔽型最終処分場で処分すること、それ以外の成形板等（レベル3）は産業廃棄物として処理することが規定されている。廃棄物処理法は「廃石綿等」の不法投棄などの悪質な違反事業者には最高3億円の直接の罰金を課す法律で不法投棄の監視は厳しいが、それと比較して解体現場や中間処分場で石綿含有建材が他のものと混ざってしまうこと、特に意図的ではない混入の監視は弱い。再生採石や土壌に混ざってしまった石綿を見つけること自体が難しい。

　また、国土交通省の所管する建設リサイクル法は、建材のリサイクルを進めるための法律だが、石綿はリサイクルしてはならない建材である。建物にはリサイクル対象とそれをしてはならない建材が建物には複雑に混在している。建設リサイクル法ではリサイクル対象であるコンクリートガラ

などに石綿含有建材が付着していないことを事前調査によって確認することが義務づけられているが、この法律はリサイクルを推進するもので、石綿の混入を禁止することが目的ではない。石綿の事前調査の違反に罰則はなく、実行力に乏しい。

リサイクルされる石綿

　2010年東京新聞の報道を契機に再生砕石中の石綿含有建材が問題となった。再生砕石はコンクリートの建造物を解体した際に発生するコンクリートガラを再生したリサイクル商品で、人々の生活空間である公園、駐車場、空き地、道路、遊歩道などに敷設されている。埼玉県さいたま市の市民グループの調査によると、首都圏１都２県130ヵ所を調査し、そのすべてで再生砕石中にスレート板などの石綿含有建材の破片が混入していることが明らかになった。私も一部の調査に同行したが、ことごとくすべての調査場所でスレート板の断片が発見されることに驚いた。成形板の除去の届出がなく監視が弱いために解体現場で分別されず、再生砕石に混入していることは容易に想像がつく。この問題は2008年の国土交通省と環境省の建設リサイクル制度の小委員会でも危険性が指摘されていた。しかし、当初国と自治体は「後から不法投棄された可能性もある」と解体現場での混入を認めようとしなかった[10]。

　その後、和歌山、大阪、兵庫でも次々と同様の報告があり、国も対応せざるを得なくなった。厚生労働省、環境省、国土交通省が３省合同で建設関連団体へ通知「再生砕石への石綿含有産業廃棄物の混入防止等の徹底について」を出し、分別解体の徹底を指示するとともに、全国の労働基準監督署、自治体の環境部署と建設部署が合同で中間処理施設と解体現場のパトロールを実施した。このパトロール活動は現在も継続しており、石綿含有成形板の解体現場での飛散防止に一定程度寄与したと考えられる。しかし、解体現場での石綿含有成形板の対策の抜本的な法規制の強化には至っていない。

2016年11月、さらに重大な問題が発生した。JR東日本と鉄道・運輸機構が北陸新幹線の防音壁に石綿が含まれていたのにもかかわらず、取替工事の際に石綿が含まれていないものとして不適切に破砕処理され、再生骨材としてリサイクルされたことを発表した。破砕された防音壁は1,800トンに上り、クリソタイルを6％含有していたことから108トンもの石綿がリサイクルされたことになる。新幹線施設・設備は鉄道・運輸機構が所有し、JR東日本が借り受けている。防音壁の取り替え工事はJR東日本長野支社が協力会社に委託して施工した。撤去された石綿含有の防音壁は1都3県の6社の処理業者の中間処理場で破砕され再生骨材として販売された。

　中間処理施設で破砕された過程で大量の石綿粉塵が発生し、環境を汚染し、作業者が曝露したおそれがある。石綿含有製品の売買は労働安全衛生法違反であるだけでなく、重大な影響を及ぼす。再生骨材は解体された建物のコンクリート材などを一定の大きさに破砕し、再生骨材コンクリートとして新築の建物に利用するものである。一般にコンクリートには約50％の粗骨材を使用しており、再生骨材コンクリートはJIS規格で再生粗骨材の割合が20％以上とされている。クリソタイルを6％含む再生骨材が使用されたコンクリートには0.6％のクリソタイルを含有していることになり、石綿含有製品に当たる。1,800トンの石綿含有建材がすべてリサイクルされると、1万8,000トンの石綿含有率0.6％のコンクリートが製造されることになる。このコンクリートで作られた建造物は解体の際に再び破砕され、長期にわたって環境を汚染するおそれがある。

　労働基準監督署はJR東日本とその協力会社に対して、禁止物質の販売などの労働安全衛生法違反で摘発し、再生骨材コンクリートの回収を命じるべきだが現在まで行われていない。

　これらの問題の重大性は、石綿のライフサイクルを終わらせることができなくなるという点にある。再生製品から石綿が0.1％を超えて検出されるおそれがあるということは、さらに次の世代の建物も調査の対象としな

ければならなくなる。人々の不安と社会への負担は非常に大きい。

石綿による土壌汚染

　石綿による土壌汚染も問題になっている。東京労働安全衛生センターの調査では、東日本大震災被災地で建物が解体された後の更地となった地面に大量の石綿含有スレートが散乱している場所がいくつか見られた。被災した波板スレートを使用した工場が解体され、発生した波板スレートをその場で破砕して撒いたものと思われる。津波被災地では地面が嵩上げされ、当面は地下になるが、工事などで掘り返されると石綿が飛散する。

　裁判に発展した事例もある。2007年、東京都大田区の10万平方メートルを超える土地が約785億円で荏原製作所からヤマト運輸に売却された。その土地に石綿含有スレート板の破片が混ざっていたためにヤマト運輸は土壌とともに全面撤去し、その費用負担を売り主である荏原製作所に求める訴訟を起こした。石綿には土壌汚染の基準がないことから除去の必要性を実証するのは難しい。過去の同様の裁判では買い主が敗訴している。このケースでは、①汚染の実態が明らかであること、②土壌と分別せずに全面撤去する必要があること、③所管する行政機関から指導があった事実を実証したことが決め手となり、ヤマト運輸が一審の東京地裁で勝訴し、荏原製作所に56億円の賠償命令を下し、さらに東京高裁では59.5億円の賠償命令を下した。石綿が土地取引上の瑕疵に該当することが初めて認められたケースと言える。現在最高裁で上告審中である。

　石綿は他の汚染物質とは異なり、地中で移動や拡散はしない。水質汚染を起こすこともない。しかし地表にあれば、人や物の移動によって飛散する。地中であっても土木工事で掘り返せば飛散する。地中の石綿汚染の基準が必要かもしれないが、それよりも重要なのはスレート板などの石綿含有成形板の解体時の適切な取扱いと確実に分別し産業廃棄物として処理することである。これができなければ石綿はリサイクルされて再生製品に混入し、また、土壌汚染の原因となる。

6. リスクコミュニケーションをめぐって

　2017年、環境省は「建築物等の解体等工事における石綿飛散防止対策に係るリスクコミュニケーションガイドライン（以下ガイドライン）」を公開した。公開に先立って行われたパブリックコメントでは164団体と個人から870件もの意見が寄せられた。私も検討会の委員として作成にかかわり、リスクコミュニケーションの重要性をあらためて認識した。

リスクコミュニケーションとは何か？

　環境省のガイドラインには「解体等工事における石綿飛散に係るリスクや飛散防止対策の内容と効果などに関する正確な情報を、工事発注者または自主施工者と工事受注者が周辺住民等や地方公共団体等関係機関と共有し、相互に情報や意見を交換して意思疎通を図ること」とある。また、米国研究審議会（NRC）は「個人と集団、あるいは組織間の情報と意見の相互交換の過程」としたうえで、「リスクコミュニケーションは、それが関連のある問題と行動の理解の水準を上げ、関係者が利用できる知識の範囲内で適切な情報が与えられていると得心させられる程度までいけば成功している」[11]としている。事業者や専門家からの一方的な情報伝達ではなく双方性が求められ、その結果として、信頼の確立、リスク低減が可能となる。

なぜリスクコミュニケーションが必要か？

　これまでの国内のリスクコミュニケーションの事例は例えば PCB の処理施設や家電リサイクルプラントなどの規模の大きな事業についての取り組みがほとんどで、中小建設業や経験のない自治体からは、環境省のガイドラインに対してとまどいの声も聞かれ、パブリックコメントにもそのような意見が挙げられている。しかし、それでもリスクコミュニケーションは重要である。

　労働安全衛生の面から見ると、職場でのリスクコミュニケーションはすでに広く行われている安全衛生委員会活動、リスクアセスメントや労働安全衛生マネジメントシステムがそれに当たる。建設業ではCOSMOSというう優れたマネジメントシステムがあり、多くの企業が実践している。安全衛生委員会は従業員50人以上の職場に設置が義務づけられており、労働者代表が参加して意見を述べる。リスクアセスメントやマネジメントシステムでは必要条件として労働者の意見の聴取と反映が含まれている。職域ではリスクコミュニケーションという言い方はしないが、実際には、そのような形で行われている。

　リスク対策にはリスクによって被害を受ける当事者の参加が不可欠であると同時に効果的なのである。職場の有害物質が外部に影響を与えないのであれば、効果的な職域でのリスクマネジメントで十分だ。しかし現代社会では、生産の規模が大きくなったこと、また、生産の過程が複雑化していることから、しばしば周辺住民と地域社会に影響を与える事故が発生している。労働災害統計では、4人以上が死傷する重大災害は1972年から1984年までは減少したが、1984年以降は一転して増加傾向にある。大規模な火災や爆発事故も年に数件発生している。しかも第1章で述べたように石綿は桁外れの発がん物質であり、職場外で重大な被害を現実に発生させている。さらに本章で見てきたように除去現場からの飛散事故と石綿含有建材の不適切な取扱い事例がたびたび発生し、環境曝露と建物曝露が止められていない現実がある。そのため被害を受けるおそれのある周辺住民と建物利用者を関係者と位置づけて、リスク情報を共有し意見交換し、リスク低減に結びつけるリスクコミュニケーションの重要性が着目されている。

リスクコミュニケーションの実例

　私が経験したリスクコミュニケーションの実例を3つ紹介する。

①事故後のリスクコミュニケーション

2006年6月30日、新潟県佐渡市の両津小学校の石綿除去現場から石綿が

漏洩し、児童と教職員が曝露するという事故が発生した。事件は大きく報道され、事態を重く見た佐渡市教育委員会は石綿の曝露を受けた児童と教職員に対する具体的な健康対策を検討するため、佐渡市立両津小学校アスベスト健康対策等専門委員会を設置した。私は同委員会の専門部会に招集され、2008年10月まで7回の部会において、事故の背景、原因、曝露量、健康影響の推定などを行った。事故後のこうした検討は「ハザードコミュニケーション」とも呼ばれ、リスク低減のためではないが、曝露を受けた児童の保護者が当事者として参加し、事故後の健康対策を検討するという意味ではリスクコミュニケーションと言える。

　この事件では背景が重要であった。2006年は「クボタショック」の翌年である。国は「アスベスト問題に対する総合対策」を決定し、2006年度に限って公共の教育施設の石綿対策費用に対する国庫補助が充てられることになった。佐渡市教育委員会は両津小学校の石綿対策を申請した。石綿含有吹付け材が施工されていたのは階段の裏側で、竣工時に施工された石綿含有吹付けバーミキュライトが1994年に除去され、その上に石綿非含有の吹付けリシンが施工されていた。試料を採取し分析をすれば石綿が検出されるが、石綿自体は固い吹付けリシンの中に閉じ込められていて、飛散することはない。つまりリスクは小さく、除去工事の必要性が低い工事を実施してしまったのである。また、2006年の総合対策後は公共の除去工事が短期間に集中し、経験のある優良な事業者が不足していた。この工事でも石綿作業主任者は経験わずか1年だった。時期の問題もあろ。夏休みに工事を実施していれば児童と教職員の曝露は防げたはずだ。さらには事故発生後、午後の授業を続けてしまったことも曝露を拡大させた。

　この事故後の検討会では、児童の石綿曝露量を推定し、それをもとに過剰発がんリスクを算出した。結果的に過剰発がんリスクは10万分の1以下となり、一般に許容できないほどのリスクではなかった。それでも佐渡市は児童の健康診断や相談の対応をとっている。

　石綿除去工事には必ず飛散リスクが伴う。教育委員会、教職員、保護者

に専門家を入れて事前にリスクコミュニケーションつまり基本的な情報共有を行い、工事の必要性、時期、緊急時の対応について検討されていれば事故防止と曝露の拡大を防げたはずだ[12]。

②公立保育園近隣の解体工事でのリスクコミュニケーション

2010年、東京都内のコンサートホールなどとして利用されていた大規模な施設が売却、解体されることになった。施設には大量の石綿含有吹付け材と成形板が存在することが予想された。隣接する公立保育園の保護者が石綿について不安を持ち、詳しい説明を求め、解体事業者は説明会を開催したが、十分な説明ができず信頼を得られず、保護者側は差し止め請求の提訴を検討していた。その後、保護者の依頼で行政の環境部署と私たち東京労働安全衛生センターが仲介に入り4者で協議し、工事協定を締結した。その中で、東京労働安全衛生センターが行政の環境部署の立入検査に同行して専門家として助言すること、保育園での気中石綿濃度測定を実施することが合意された。

養生検査（作業前の設備の検査）、作業中検査、完了検査を13工区に対して実施し、27回の立入検査に同行した。結果として、取り残しなどの修正が7点発見され、また、事前調査で見落とされていた吹付け石綿を発見することができた。気中アスベスト濃度測定は42回実施されたが、工事によるアスベスト繊維の飛散は確認されなかった。

③大規模再開発での事業者と周辺住民のリスクコミュニケーション

2013年、東京都内の大規模再開発事業のため古い低層住宅の団地が買収され、解体工事を予定していた。周辺住民は解体工事による石綿飛散をおそれて私たちに相談した。この時点で開発業者と住民との関係は悪化しており、信頼関係がない状態で、業者も困っていた。私たちが仲介に入る形で、石綿についての研修会を開催し、双方が協議できる場を設けた。最終的に工事協定を結ぶことができ、その中で東京労働安全衛生センターが工事監視を委託されることになった。監視業務としては、解体工事前の石綿含有建材の事前調査のチェックと工事中の気中石綿濃度測定を実施した。

業者側の事前調査は専門業者によって行われていたが、それでも 4 回の現地調査で屋根用スレートなどの石綿含有成形板 5 点の見落としが発見された。気中濃度測定では大きな石綿の飛散は見られず、最高で0.2f/lの石綿濃度が観察された。こうした結果は掲示板で随時住民に周知された。

現状の課題のまとめ

日本における石綿対策の現状は、次のようにまとめられる。

①把握、管理、除去、廃棄の各ステージの把握および管理が欠落しており、建物所有者・管理者による発がん物質の管理について規定が弱い。

②除去については法規があるものの、監視が弱く、飛散事故が多発している。

③廃棄されるべき石綿がリサイクルされている。

④調査・分析・管理・除去の資格制度が不十分。

⑤全体としてリスク管理の発想が弱く、形だけの法規への適合が求められ、合理的なリスク低減ができていない。

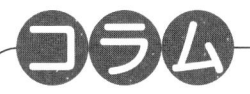

リスク感覚を持つ

　2016年、首都圏のある都市で不特定多数の人が立ち入りできる商業ビルで吹付けられたクロシドライトが劣化して通路に落下していると連絡があった。地元の住民から要請を受けた私たちは現場へ行き、吹付けクロシドライトを確認した。損傷がかなりひどく、そのビルのテナントで働く労働者や通行人が石綿曝露にさらされている状況だった。その後、所轄の労働基準監督署、自治体の建築部署と環境部署に連絡し対処を求めた。労働基準監督署と建築部署はすぐには動かなかったが、環境部署は当日のうちに現場に来て状況を確認し、後日、管理者に対して、利用者向けの掲示をすること、除去等の対策工事を実施することを文書で要請し、最終的に除去工事が実施された。

　労働基準監督署はテナントの事業者に対して石綿障害予防規則第10条違反により是正勧告などの指導を行うことができる。また、地方自治体の建築指導課などの建築部署は建築基準法第10条を根拠に建物の所有者等に勧告することができるが、実際には行われなかった。その理由を私のこれまでの経験から考えると以下のようになる。労働基準監督署でこの問題に対応するのは労働衛生専門官になる。労働衛生専門官は優秀で石綿の知識もあるが、管内の労働衛生の技術的な分野をすべて担っており、業務量が多すぎて対応できないことが多い。地方自治体の建築部署の担当者は石綿について知らないために危険の大きさが分からないようだ。環境部署の課長は現場をひと目見て顔色が変わった。法的な権限がない中で、文書を出して最終的に除去までできたことは評価できる。石綿対策を考えるときに「リスク感覚」とでも言うか、共通のリスクに対する感覚を持っていることは重要である。

◇**参考文献**◇

1) 総務省．アスベスト対策に関する行政評価・監視—飛散・曝露防止対策を中心として—〈結果に基づく勧告〉．2016．http://www.soumu.go.jp/menu_news/s-news/104144.htm

2) 厚生労働省．煙突内部に使用される石綿含有断熱材における除去等について．基安化発0913第1号．2012．

3) 外山尚紀．日本における石綿の定義と建材等製品中の石綿含有分析の課題．労働科学　87-4．2011．

4) 石綿問題総合対策研究会．2017．1．28に開催したエリック・チャットフィールド博士の講演資料と講演記録．http://www.tm.depe.titech.ac.jp/Asbestos_Research_Group/index.html

5) 厚生労働省．石綿障害予防規則第3条第2項の規定による石綿等の使用の有無の分析調査の徹底等について．基安化発第0206003号．2020．

6) National Voluntary Laboratory Accreditation Program: Bulk Asbestos Analysis. 2006.

7) Peter M. Cooke, A personal perspective on teaching asbestos analysis: Lessons from the classroom and laboratory.

8) 外山尚紀他．煙突用石綿断熱材からの石綿飛散について．大気環境学会抄録集3　A1013．2012．

9) 厚生労働省．「建築物等の解体等の作業及び労働者が石綿等にに曝露するおそれがある建築物等における業務での労働者の石綿曝露防止に関する技術上の指針」に基づく石綿飛散防止徹底マニュアル2.01版　2014．

10) 東京新聞．2010．8．20．

11) National Research Council. Improving Risk Communication. 1989. 日本語訳リスクコミュニケーション前身への提言．化学工業日報社．1997．

12) 佐渡市．佐渡市立両津小学校アスベスト健康対策等専門委員会報告書．2008. https://www.city.sado.niigata.jp/topics/ryotsu_asbestos/report2008/index.shtml

第4章 震災と石綿

第4章　震災と石綿

　有史以来、日本はたびたび震災に襲われてきたが、阪神・淡路大震災以降は石綿などの有害物質も同時に被災することによって新たなリスクが発生したという意味でそれまでの震災と異なる。

　人々の生活に利便性を提供してきた現代的な製品や物質が被災することによって、それらが予想を超える大きな重荷となり被災地の負担となった。東日本大震災での原子力発電所の事故がその代表といえる。これまでも指摘されていた原子力発電のリスクが最悪の形で顕在化し、多くの国で方針の転換が進行している。東日本大震災では石綿を含む建材、化学プラントなどの有害物質、大量の車両などの処理に宮城県、岩手県では3年を要した。

　この章では、3つの震災での石綿対策を検討する。阪神・淡路大震災については被災地で活躍したNPOと行政等の報告を元に考える。東日本大震災と熊本地震では私たち東京労働安全衛生センターの活動、地方自治体と政府の取り組みを検討する。

　表1に3つの震災の被害の概要を示す。

表1　3つの震災の被害の概要

		阪神淡路大震災[1]	東日本大震災[2]	熊本地震[3]
死者・行方不明者（人）		6, 434	22, 118	249
負傷者（人）		43, 792	6, 230	2, 790
住宅被害 （戸）	倒壊建物	104, 906	121, 768	8, 674
	半倒壊建物	144, 274	280, 160	34, 563
	一部破損他	390, 506	744, 396	162, 312
	住宅被害計	639, 686	1, 146, 324	205, 549

1）2006、消防庁　2）2017、内閣府　3）2017、内閣府

1. 阪神・淡路大震災

1995年阪神・淡路大震災発生

　1995年 1 月17日に発生した阪神・淡路大震災は6,434人の死者・行方不明者、43,792人の負傷者を出した。住宅の被害は約64万棟に達した。関東大震災以来72年を経て発生した観測史上初の震度 7 の巨大地震に日本は震撼した。

　1995年は石綿含有建材の中でも最も飛散性の高い吹付け石綿が規制されてから20年後に当たる。1997年の環境庁の委託調査によれば1995年当時は吹付け石綿のある建物の 1 ～ 2 割程度が解体されていただけで大半の吹付け石綿は残されていた[1]。吹付け石綿は施工時だけではなく、施工後であっても通常使用時の接触、風圧、振動などの力が加わることによって石綿が飛散する。地震によって建物が倒壊した場合、損傷を受けた場合には通常使用時よりも危険な状況に陥る。震災後の復旧に伴う解体工事の際にも同様の危険がある。石綿曝露のリスクが高い環境が長期間にわたって継続したと考えられる。

1995年当時の石綿対策の状況

　吹付け石綿の施工は石綿濃度が非常に高濃度となり危険なことから、1975年に石綿含有率 5 ％を超えるものは規制され、事実上施工されなくなったが、石綿含有率 5 ％以下の吹付けロックウールの製造がその後も続いた。メーカーの製品としては一部を除き1980年まで、湿式工法のものは1989年まで製造された。1950年代に施工された吹付け石綿は1990年代には建物自体の耐用年数を経て、除去される段階に入っている。1986年労働省は建物の解体改修時の吹付け石綿の除去等の対策について最初の通知[2]を出しているが、これには法的な強制力はなかった。

　建物の吹付け石綿の飛散防止対策を採りながら行う除去工事としては、東京トリムテック社[3]が1987年に行われているものが初めとされている。

米国の技術を導入した日本最初の石綿除去工事であった。この工法「J・P・Iシステム」は、東京トリムテックのほか、ニチアス、ナイガイ、日本バルカー工業、ノザワという吹付け石綿製造会社が共同して審査証明の認定を受けている。いわば発がん物質である吹付け石綿を販売・施工した業者が、後年になって「危険だから除去しましょう」というもので、社会的なモラルに反するという批判は免れない。このようなマッチポンプ的な構造はこのときに始まり、現在も続いている。

このような対策工事が公共工事などの一部で行われるようになるのは翌1988年に環境省の大気部局が初めて石綿対策の通知を発し、建設省の建築指導課と労働省の化学物質調査課がそれを具体化したマニュアル[4][5]を作成してからである。1986年にアメリカで学校施設に使用された吹付けアスベストの管理に関する法律が制定されたことから、文部省は、自治体に吹付けアスベストの有無を調査させ、存在が確認されれば対策費用を補助することを予算化し、各地で学校施設等の除去工事が行われた。同時期に米海軍横須賀基地でのミッドウェイの石綿不法投棄事件から、各地で学校の教室の天井の吹付け石綿が問題となる「学校パニック」が起こり、教育施設での石綿除去が進められた。

しかし、このような対策工事は通知やマニュアルのみで、法的な強制力はなく、民間の工事で高額の費用がかかる除去工事を自主的に行うことがどこまで徹底されたかは不明である。

1987年には労働組合、市民団体、労働安全衛生に取り組む民間団体によって「石綿対策全国連絡会議」が結成される。同会議は石綿の規制強化と代替化を求め、1992年には「アスベスト規制法案」を作成し、社会党が国会に提出するが、自民党の反対にあい審議されないまま廃案となった。しかし、同会議は、その後も政府と石綿産業への申し入れと交渉、石綿の健康影響のキャンペーン、被災者の支援、国際協力をはじめとする取り組みを続け、石綿の政策に影響を与えるなど重要な役割を果たしながら現在も活動を続けている。

　1995年当時は、現在のような大きな被害の顕在化には至っていないが、石綿の危険性を認識したNGOの活動が始まっていた。

石綿含有の分析方法の経緯

　1995年当時の一つの背景として石綿含有建材を特定するための分析方法を検討する。1995年当時は、現在レベル1とされる吹付け石綿等には①1975年までに施工された吹付け石綿（通常は石綿含有率50％以上）、②石綿含有吹付けロックウール（石綿含有率5％以下）、③非石綿含有の吹付けロックウール等があり得る。阪神・淡路大震災後の4月に石綿含有の基準が5％から1％に強化され、①と②が規制対象となる。①の区別は容易だが、②と③の区別は分析を経なければ分からない。しかし当時は公的な分析方法が定められておらず、単に「X線回折法による」とだけ建設省などのマニュアルには記載されており、具体的な方法は示されていない。日本での吹付け耐火被覆などの石綿含有の分析方法は翌年1996年3月に出される労働省通達188号まで待たなければならなかった。

　米国と英国では、ともに1980年代後半に石綿対策を急速に強化している。米国では科学的な検証を経て、作業場の濃度規制を厳しくし、英国は石綿を取り扱う建設業のライセンス化に踏み切った。分析でも1979年に発行された解説書[6]に現在の実体顕微鏡と偏光顕微鏡を使用する方法が紹介されており、米国ではEPAが1982年に公的な分析方法を示している[7]。これらの方法は基本的に偏光顕微鏡を使用する現在のISO法と同じ方法論であり、日本の通達188号のX線回折法と中心とする方法とは異なる。残念ながら日本はこれらの海外での規制強化の流れを見逃し、遅れを取った。

　1980年代後半の吹付け石綿の除去時の対策はすべてが通知通達レベルで終結してしまい、法的な強制力をもつまでには至らなかった。分析方法も確立しておらず、石綿含有建材の特定も十分にできない中途半端な規制の状況で1995年1月、阪神・淡路大震災が発生した。

阪神・淡路大震災時の石綿の状況

　震災発生後、1月末に環境庁が被災地域で、VOC などの有害物質の大気中と土壌汚染の可能性について調査し、その結果大気中の石綿濃度が高いことが判明した。そのため2月になって石綿対策の8省庁連絡会議が環境モニタリングの継続を決めるとともに、被災建築物の石綿含有建材の事前調査と事前除去、困難な場合は薬剤散布や散水を求めているが、この段階では法的な根拠はなかった。解体を急ぐあまり湿潤化も保護具の着用もなく、周囲に人がいる中で重機によって吹付け石綿の付いた鉄骨をつかんだまま移動する光景が見られたという[8]。兵庫県が、被災地域で、3次にわたって建物の損壊調査を行っている。3月末にまとめられた第1次調査では1,224棟を調査し、40棟（3％）で吹付け石綿の存在が確実かほぼ確実、104棟（8.5％）が可能性大であった（**表2**）。1995年9月末の報告では神戸市が吹付け石綿を把握した棟数は57件でその内の23％に当たる13棟の工事が不適切で石綿飛散の可能性が高い。当時の神戸市環境局の職員は「3回にわたり実態調査を実施したが、解体工事が次々と進行していく中で、十分に時点での実態を把握するには至らなかった。」また、「工費解体にアスベスト対策費用を含むことを決定する前の段階では、費用負担の問題から所有者及び業者への指導は困難を極めた。一方、工費負担の決定後

表2　阪神・淡路大震災後の吹付け石綿使用実態調査結果（神戸市）

区分	棟数	石綿使用可能性
石綿確認	25	確実
吹付けあり、1975々以前	15	ほぼ確実
吹付け不明、鉄骨造、1975年以前	104	可能性大
吹付け不明、鉄骨造以外、1975年以前	335	可能性中
その他	745	可能性小から無
計	1224	

参考文献[8]を元に作成。

は、一部の悪徳業者による手抜き工事が横行し、その指導もまた困難であった。」と当時の石綿対策の困難さを指摘している[9]。こうした状況から神戸市では5月に石綿飛散のおそれのある場合には工事の中止と改善の要請ができる踏み込んだ指導指針を出している。

　環境庁による石綿濃度測定により、一般環境の石綿濃度では最高6f/l、解体現場周辺では最高19.9f/lとなり、吹付け石綿などの石綿含有建材の被災とその後の解体工事による影響が見られた。被災した市民と救援ボランティアで作られた市民団体「被災地のアスベスト対策を考えるネットワーク」（以下ネットワーク）による吹付け石綿のある建物の解体現場周辺では160-250f/lの高濃度が検出されている。ネットワークは調査、情報提供、防塵マスクの配布、電話相談、行政交渉、現場監視を継続し、5月には大規模なシンポジウムを開催している。前述の石綿濃度測定の他、危険な解体工事の抑止、リスクコミュニケーションによる対策の決定、行政の規制強化への働きかけなどの面で重要な役割を果たした。

阪神・淡路大震災の教訓

　神戸市は震災後の課題と対策として、①解体業者の石綿に対する認識不足、②石綿除去費用の負担への補助による軽減、③石綿使用建物の把握、④石綿除去事業者の技術の向上を挙げている[10]。阪神・淡路大震災の教訓からネットワークでは、①平時における建物の石綿調査の実施、②計画的な除去、防災計画への石綿対策の追加、③復興工事、家屋の新築等での石綿含有建材の使用禁止などを提言している[8]。震災後に石綿対策は強化され、労働省と環境庁による吹付け石綿除去時の届出と適正な対策が義務化された。労働省は1995年2月20日公布、4月1日施行で特定化学物質等障害予防規則を改正し、吹付け石綿除去の際の対策ととともに、労働基準監督署長への届出を義務づけた（1995年6月1日施行）。環境省は1996年に大気汚染防止法に特定粉塵発生作業として、吹付け石綿等の除去作業を指定し、負圧換気、養生などの規定を定め、地方自治体の環境部局が立ち入

り権限を持つことになった。

　阪神・淡路大震災によって、それまで法的規制のなかった吹付け石綿等の除去作業の規制が始まった点は評価することができる。しかし、ネットワークが指摘した吹付け石綿以外の石綿含有建材、特に絶対量が多く身近に残されている成形板等の危険性の認識は当時も薄く、その後も長い間問題視されることはなかった。2004年に初めて石綿障害予防規則によって成形板の解体時の対策が規定されたが、2016年総務省は勧告によってその不十分性を指摘している。

被害の顕在化

　2014年までに阪神・淡路大震災後の建物の解体や廃棄物の処理に従事したことにより、石綿に曝露したことが原因で中皮腫を発症したと見られる作業者4人が労働災害認定を受けている。その内2012年に認定された1人は震災直後の2ヵ月の復旧作業に従事した際に石綿に曝露したものと思われる。また、震災後のがれき処理に従事した明石市職員1人が中皮腫を発症し、公務災害申請をしている。5人の石綿被害は2012年に大きく報道され、東日本大震災被災地の石綿問題への注意喚起の契機となった。2012年に作家の藤本義一氏が中皮腫で亡くなられたが、阪神・淡路大震災時に芦屋市に在住しており、震災後の解体工事による石綿曝露と死亡との関連が疑われている。

2．東日本大震災

　2011年3月11日発生した東日本大震災は地震自体の大きさもさることながらその後発生した津波により前代未聞の被害をもたらした。死者・行方不明者数は22,118名、被害を受けた住宅は114万戸にのぼり、1995年の阪神・淡路大震災を超える甚大な被害を発生させた。震災発生15日後の3月26日、東京労働安全衛生センターは初めて被災地へ調査チームを派遣した。調査チームは市街地の地震による建物の倒壊と沿岸部の人、建物、車など

を根こそぎにした凄惨な津波被害の状況と膨大ながれきの中で行われている捜索活動の様子を伝えた。津波で破壊された建物のがれきにはさまざまな石綿含有建材が混在しており、また、倒壊、半倒壊した建物にも大量の石綿含有建材が残されている。

　私たち石綿問題にかかわる NGO、市民団体、大学、研究機関の有志は被災地での石綿対策の重要性を認識し、震災による石綿含有建材の状況の調査と対策を目的としてチームを形成し、被災地へ入り調査と活動を開始した。また、環境省と厚生労働省は2011年 5 月「東日本大震災被災地アスベスト対策合同会議」を設置し、気中濃度測定を中心に石綿対策を進めており、私もこの会議に参加している。この節では、私たちがかかわった活動を中心に東日本大震災とその後の石綿対策について検討する。

調査と活動の概要

　東京労働安全衛生センターは震災発生から15日後の初回の調査から 2 年半の間に40回以上被災地を訪ね、石綿含有建材の状況の調査、労働者と住民への注意喚起、行政への提言などを行ってきた。調査では、巡視調査の他に石綿含有建材の所在を確認するマッピング、試料の採取と分析、気中石綿濃度測定を実施し、その結果をホームページなどで公開した。住民向けの報告会と労働者向けに石綿作業特別教育、作業主任者技能講習を開催した。防塵マスクの普及、石綿含有建材の簡易判定法などの実践的なワークショップも行った。また、たびたび行政機関を訪ね、情報交換と意見交換を行った。

巡視調査とマッピング

　石綿含有建材の状況調査では、マッピングという手法を中心に調査を実施した。対象としたのは、吹付け材、煙突、波板スレート材である。吹付け材は、飛散性が高く解体工事の際には特別な飛散防止対策をとらなければならず、リスクが高い建材である。建物に付随する煙突には内側に石綿

を使用した断熱材が施工されている場合がある。これも飛散しやすい材質の製品があるとともに、通常の建物解体時の事前調査で見逃されることがあり、注意が必要な部位の一つである。輸入された石綿の半分以上はスレート板に使用されており、大量に残されている建材である。倉庫や工場では波板スレートが使用されることが多い。吹付け材と比較して固く壊れにくいものの、切断や研磨、破断されると石綿が容易に飛散する。スレート板は2004年製造のものまで石綿を含有しており、特に波板スレートはほとんどすべての製品が石綿を含有していた。また、ルーペでの目視により石綿含有の有無を判断することが可能なものもある。建物の外部から確認することができる吹付け材、煙突、波板スレートの3種類をマッピングの対象とし、一定の範囲で確認し、地図上に記録した。

　調査には多くのボランティアが参加し、石綿含有建材についての知識とルーペによる石綿含有建材の見分け方を習得しながら実施した。また、調査の過程で、建物の所有者、作業者などの方から話を聞き、石綿含有建材の破砕などの危険な状況が見られた場合の注意喚起、マスクの配布なども行いながら調査を進めた。

①石綿含有吹付け材

　調査で発見された吹付け材のうち石綿を含有していたものは予想外に少なかった。採取できた吹付け材82試料のうち6試料（7％）に石綿含有が認められた（**表3**）。1975年の吹付け石綿の規制から36年を経て、2005年「クボタショック」もあり、危険な吹付け石綿は除去されたことと、被災地での開発年代が遅く、鉄骨造などの中規模の建物が建築されたのが主に1980年以降だったことがその理由として考えられる。

　阪神・淡路大震災以降に大気汚染防止法が改正され規制が強化されたことにより、今回の震災では、各自治体は把握に努め、確認されたものは専門業者により除去工事が行われた。自治体では建物調査を調査会社に委託し、吹付け耐火被覆が発見された場合は専門の除去業者に除去を発注している。その費用は公費で賄われた。石綿含有吹付け材が発見された建物の

表 3　被災地で採取した石綿含有が疑われる建材の含有分析結果

	含有なし	含有あり	クリソタイル	アモサイト	クロシドライト	2種類以上	計
吹付け材	76	6	2	2	2	0	82
煙突用断熱材	0	1	0	1	0	0	1
ケイ酸カルシウム板Ⅱ	3	2	1	0	0	1	5
ケイ酸カルシウム板Ⅰ	6	6	3	0	0	3	12
波板スレート	1	24	22	0	0	2	25
平板スレート	7	11	10	0	0	1	18
石膏ボード	7	1	1	0	0	0	8
スラグ石膏板	1	4	2	0	0	2	5
床用ビニルタイル	3	2	2	0	0	0	5
床用ビニルシート	1	2	2	0	0	0	3
屋根用化粧スレート	1	2	2	0	0	0	3
窯業系サイディング	4	8	8	0	0	0	12
押出成形セメント板	1	4	4	0	0	0	5
ロックウール吸音板	4	1	1	0	0	0	5
計	115	74	60	3	2	9	189

解体工事は中止、先送りされることも多かった。この点は阪神・淡路大震災後の復旧の過程で吹付け石綿が除去されずに多くの建物が解体された状況から改善した点といえる。少なくとも吹付け材については注意が払われ、対策工事が行われた。

　しかし、実際の除去工事では問題が生じている。宮城県石巻市内の吹付け石綿が施工されていた建物では、2012年3月に専門業者により当該吹付け石綿の除去が施工され、同年8月から建物の解体工事が開始された。私たちが解体工事半ばの状態の現地を視察したところ、多数の石綿の塊が散乱し、鉄骨には吹付け材が残されている状況であった。吹付け材が適切に

除去されないまま解体工事が進行しており、危険な状態であることは明白だった。すぐに石巻市災害廃棄物対策課と石巻労働基準監督署へ連絡、担当者が駆けつけ、工事を一時停止し、飛散防止の措置がとられた。2012年9月4日、環境省・厚生労働省の東日本大震災被災地石綿対策合同会議は委員による現地視察を行い、この問題の経緯と現状が報告された。厚生労働省は調査の徹底と曝露防止対策を促す通達を発した[11]。この工事では10日間にわたって解体工事が行われたことにより、周辺へ石綿を飛散させたおそれがある。

また、厚生労働省と地方自治体が実施したレベル1、2の除去の現場での測定でも少なくない現場で高濃度の石綿の飛散が確認されている。厚生労働省と環境省による東日本大震災被災地石綿対策合同会議では厚生労働省が調査した80の石綿除去現場のうち約16％に当たる13現場で漏洩が報告されている（**83**ページ**表3**）。この状況は被災地で監視が強化されているために発見されているもので、日本全国で同様の状況があると考えられる。16％の石綿除去現場で漏洩という現実は深刻に受け止めなければならない。全国で年間約1万件行われる除去工事の内1,600件で漏洩が発生している可能性があることになる。行政による被災地での気中濃度測定などの調査は、現場の事業者へ予告されて実施していることを考慮すれば、実態はより悪いことも考えるべきだ。このような状況を踏まえて環境省は2013年大気汚染防止法を改正し、厚生労働省も2014年石綿障害予防規則を改正した。

②煙突用断熱材

ボイラーなどの煙突を要する設備のある建物には石綿含有煙突用断熱材が使用されている場合があり、断熱材の中には、飛散しやすいアモサイトを70-80％含有する断熱材が煙突の内側に露出しているものもある。また、煙突断熱材は図面に記載がないこともあり、見落とされることがたびたび問題となっている。さらに、建物が半倒壊しているケース、地下のボイラー室が水没していることにより除去工事が難しいケース、煙突にアクセスできず調査が難しいケースもあった。

　2012年9月には釜石市の小学校で煙突内の断熱材が見落とされて解体されている。また、厚生労働省の調査でも漏洩が確認された現場13件のうち4件が煙突除去の現場であり、2013年の2件の現場ではいずれも高濃度（排気口で433f/lと540f/l）の漏洩があった。

　煙突断熱材は石綿含有建材の中でも外部に露出しており、かつ風の力を常に受けている特殊な材料である。調査の段階での見落としも多い。最近では除去の際には超高圧水を使用して削り取り、洗い流す方法がとられることがあり、報告されている漏洩事故はこの工法をとっている場合が多い。漏洩の直接的な原因は、負圧排気装置の不具合、躯体の損傷からの漏洩などだが、建物内の上下を貫く竪穴部分に当たり、上下と建物内外の温度差、屋上の開放空間での養生設営など困難な条件が多いことが関連している。石綿含有煙突断熱材は、調査、管理、除去の各場面において、他の石綿含有建材には見られない困難さがある。煙突のある建物は基本的に鉄筋コンクリート造の比較的大きな建物で、かつ公共性の高い建物が多いことから、個別の煙突について調査し、リスクに基づいて維持、管理すること、また、除去工法についても検討すること、などの特別な対策が必要である。

　厚生労働省は2012年煙突について注意喚起の通達を発し[12]、さらに2014年の石綿障害予防規則改正ではボイラー技士などの煙突周辺の作業者への石綿曝露防止対策を強化した。

　③成形板

　津波被災地は漁港や港湾地域であり、水産加工の工場、倉庫が多いため波板スレートなどのスレート系の成形板が多用されている。マッピング調査では、石巻市で140ヵ所、気仙沼市では25ヵ所で発見された。

　実際の解体現場では、石綿含有の波板スレートなどの明らかに石綿を含有している建材を散水もなく、破砕して除去するような不適切な工事はしばしば見受けられた。そのような現場で作業者に話を聞くと、石綿含有の認識なく工事を行っていることが多かった。保護具を着用していない場面もたびたび見られた。スレート板の他にケイ酸カルシウム板、ロックウー

ル吸音板、石膏ボード、床用ビニルタイル、床用ビニルシート、窯業系サイディング、押出成形板スラグ石膏板など、ほとんどすべての種類の石綿含有成形板が被災地で見られた（**表3**）。木造住宅でも屋根（住宅屋根用化粧スレートなど）、壁（窯業系サイディングなど）、軒天（ケイ酸カルシウム板など）のように外装材、風呂、台所などの壁や天井に石綿含有建材を使用している可能性もあるが、事前調査と対策は十分とは言い難い。

　東京労働安全衛生センターが実施した作業者へのアンケート調査結果から、石綿含有建材の取り扱いでは、63.5%が散水をしているものの、破砕せずに除去しているのは25%にすぎず、重機で破砕も7.7%あった。防塵マスクの着用と特殊健康診断も十分に実施されていない実態が明らかになった（**表4**）。自治体へのアンケート調査結果でも、約半数の自治体は成形板等の石綿含有建材の存在を知らないか、把握していない（**表6**）。

気中石綿濃度測定

　環境省、厚労省でも広範囲で多数の気中石綿濃度測定が実施されている。**表5**に阪神・淡路大震災後の濃度測定結果と合わせて示す。阪神・淡路大震災と比較して10倍以上の測定数が得られている点は評価できる。阪神・淡路大震災当時は位相差顕微鏡による総繊維濃度つまり石綿以外の繊維状粒子も含めて計数する方法が採られているために、東日本大震災のデータも総繊維濃度を示しているが、東日本大震災では総繊維濃度では1 f/l を超えたものは位相差／偏光顕微鏡または電子顕微鏡によって石綿繊維を同定している。

　一般環境については震災直後に濃度が上昇し、その後減少する点は阪神・淡路大震災と共通しているが、最高値は東日本大震災の方が10倍ほど高い。2011年6月の最高値56f/l は吹付け石綿除去現場の排風口からの漏洩で、石綿繊維52f/l であった。その後、環境省と厚労省は曝露防止対策の徹底を求める通知を発している。除去工事に伴う漏洩がその後も多く確認されている。環境省、東京労働安全衛生センターの調査ともに、一般環

表 4　特別教育受講者のアンケート調査結果

以下は石綿含有建材取り扱いあり52人中

震災以前の職業	％
解体業	4.5
解体業以外の建設業	64.5
建設業以外	29.1
NA	1.8
震災以前の住所地	
宮城県	95.5
以外	4.5
波板スレート解体改修	％
あり	34.5
なし	57.3
わからない	8.2
NA	0.0
上記以外の石綿含有建材扱い	％
常に	0.9
たまに	33.6
なし	50.0
わからない	12.7
NA	2.7
石綿含有建材の解体方法	％
散水した	42.7
特別教育後は散水した	10.9
割らないようにした	17.3
教育後は割らないようにした	10.0
バールで破砕した	3.6
重機で破砕した	4.5
他の建材と分けて袋詰めした	34.5
他の建材と一緒にした	1.8
コンクリートと一緒にした	0.0
わからない	7.3
その他	0.9
NA	25.5

健康診断	％
雇入れ時	9.6
年に 1 回	82.7
雇入れ時＋年 1 回	1.9
半年に 1 回	1.9
受けていない	3.8
NA	0.0
石綿含有建材の取り扱い方	％
散水	63.5
特別教育後は散水	17.3
割らない	25.0
特別教育後は割らない	19.2
バール破砕	3.8
重機破砕	7.7
他と分けて袋詰め	50.0
他と一緒	3.8
コンクリートと一緒	0.0
わからない	1.9
その他	0.0
NA	3.8
散水設備の有無	％
いつもあった	61.5
だいたいあった	23.1
だいたいなかった	7.7
全くなかった	3.8
NA	3.8
防塵マスクの種類	％
取替え式防塵マスク	63.5
特別教育後は取替え式	21.2
使い捨て	7.7
取り替えと使い捨て	0.0
なし	3.8
NA	3.8

石巻市が2012年および2013年に東京労働安全衛生センターの協力によって実施した石綿作業特別教育受講者388名にアンケート用紙を送付し、回答があった110名の結果の集計。

表5 阪神・淡路大震災と東日本大震災の震災後の気中石綿濃度測定結果

	実施者 (採取時間)	測定期間	総繊維濃度 (f/l)				石綿繊維濃度 (f/l)			
			幾何平均	最小	最大	n	幾何平均	最小	最大	n
阪神・淡路大震災	環境庁 一般環境調査 (240分間)	1995年2月	1.0	0.2	4.9	17				
		1995年3月	1.2	0.3	6.0	17				
		1995年4月	0.9	0.2	2.1	17				
		1995年5月	0.8	0.5	1.4	17				
		1995年6月	0.8	0.3	1.7	17				
		1995年7月	0.7	0.3	1.2	17				
		1995年8月	0.5	0.3	0.8	17				
		1995年9月	0.6	0.3	0.8	17				
		1995年10月	0.4	0.2	0.7	17				
		1995年11月	0.4	0.2	0.8	17				
		1995年12月	0.3	0.1	0.9	17				
		1996年1月	0.2	0.1	0.6	17				
	環境庁 吹き付けアスベスト及び石綿スレート使用建築物解体現場周辺環境調査 (60-240分間)	1995年3月	3.0	0.8	7.7	20				
		1995年4月	3.8	0.9	9.5	16				
		1995年5-6月	4.5	0.9	19.9	20				
		1995年6月	3.5	0.9	9.6	14				
		1995年7-8月	1.4	0.9	9.9	16				
		1995年8-9月	0.7	0.2	4.5	3				
		1995年9-10月	1.4	0.3	8.6	12				
		1995年10月	0.2	0.1	0.3	6				
東日本大震災	環境省 主に一般環境 (240分間)	2011年6月	0.70	0.05	56	296	0.23	0.05	52	105
		2011年7-9月	0.40	0.02	18	273	0.14	0.05	2.1	58
		2011年10-12月	0.23	0.05	39	230	0.15	0.05	13	25
		2012年1-3月	0.17	0.05	14	364	0.08	0.05	14	34
		2012年4-6月	0.16	0.056	4.8	390	0.24	0.056	3.0	7
		2012年7-9月	0.12	0.056	300	396	0.5	0.056	33	11
		2012年10-12月	0.15	0.056	22	437	2.02	0.28	21	3
		2013年1-3月	0.13	0.056	6.8	443	0.14	0.056	2.1	8
		2013年5-6月	0.23	0.056	4.0	378	0.1	0.056	0.45	12
		2013年9-10月	0.25	0.056	24	390	0.08	0.056	9.4	28
		2013年12月-2月	0.21	0.056	0.96	336	—	—	—	0
	東京労働安全衛生センター 主に一般環境 (4-120分間)	2011年4-6月	0.51	0.059	53.3	26	0.094	0.055	34	26
		2012年1-2月	0.26	0.055	2.5	34	0.13	0.055	2.3	34
		2012年度	0.42	0.055	2.5	105	0.069	0.055	0.72	105
		2013年度	0.31	0.055	1.8	91	0.074	0.055	0.54	91
	厚労省 作業環境 (45-90分間)	2011年度	2.76	0.59	1308	238	4.6	0.76	790	43
		2012年度	2.65	0.59	1769	360	2.8	1.18	194	41
		2013年度	3.14	1.2	1534	312	12.9	1.18	1365	13

・阪神・淡路大震災の数値は兵庫県環境科学技術センターの「平成7年度環境庁委託業務結果報告書　阪神・淡路大震災に伴う大気環境モニタリング調査」による。
・東日本大震災の環境省および厚労省の測定値は東日本大震災アスベスト対策合同会議の資料より作成した。
・東日本大震災の東京労働安全衛生センターの測定値はHP：http：//www.metoshc.org/index.html を参照されたい。
・東日本大震災の厚労省作業環境は厚生労働省発表資料から石綿除去作業の養生内のデータを除いた。
・東日本大震災の環境省の測定値は石綿含有建材除去作業の測定など作業環境も含まれるが、明確に分けられないため全てのデータを集計した。
・測定値「0」を含むデータは「0」を検出限界値に置き換えて算出した。

境については幾何平均では全体を通じて 1 f/l を超えていないが、間欠的な高濃度の漏洩による曝露が懸念される。

　作業環境については、阪神・淡路大震災は震災から約半年後の 5 - 6 月に高くなり、幾何平均4.5f/l、最高値19.9f/l で、その後下がっている。東日本大震災後の厚労省による作業環境の濃度調査では、幾何平均では阪神・淡路大震災後よりも低いが、吹付け石綿等の除去の現場で1,000f/l を超える漏洩事故が発生している。震災直後ではなく2013年度に幾何平均値が上昇している。石綿の除去工事と解体工事が長期間におよび飛散リスクも長期間に及んでいると考えられ、高濃度の漏洩が発生している。

自治体、行政の対応

　困難な状況下で自治体による優れた対応が見られた。解体現場への散水車の貸与、吹付け材などレベル 1 、 2 建材の調査と除去工事の実施、行政による解体事業者への教育の実施、石綿含有建材の判別研修の実施、石綿含有建材の自主回収、モニタリング等々である。震災後の非常に負担が重いなかで、重要かつ効果的な対策をとった自治体が存在したことは特筆すべきで、特にレベル 1 、 2 の建材が発見され、関係法令を遵守して除去されようとした点は評価できる。

　反面、自治体へのアンケート調査では、およそ 4 割の自治体で石綿含有建材特にレベル 3 建材の量的な把握ができておらず、自治体発注の工事でも石綿対策工事の件数がほとんど把握されていないことが明らかになった（**表 6** ）。

表 6　東日本大震災被災自治体へのアンケート調査結果

石綿含有建材の量について	％
把握している	53
把握していない	16
石綿含有建材はない	21
Ｎ Ａ	11
自治体発注のレベル 3 工事について	％
把握している	21
把握していない	16
レベル 3 工事はない	37
Ｎ Ａ	26

東京労働安全衛生センターが2014年に被災自治体を対象としたアンケート調査の回答のあった19自治体の集計

被災した32市町村のうち、大気汚染防止法上の規制を実行している自治体は、宮古市、仙台市、いわき市の3市のみで、他の29自治体は石綿に日常的にかかわる部署がなく、石綿担当者もいない。平常時に石綿にかかわる担当者がいない市町村で、震災後の非常時に石綿対策を考慮して建物の解体と災害廃棄物処理ができると期待することには無理がある。こうした体制を見直す必要がある。

3．熊本地震

　東日本大震災からわずか5年で再び震度7の激震が発生した。2016年4月に発生した熊本地震では、最大震度7の大地震が14日と16日の2回発生し、死者249人、全・半壊4万3千棟という甚大な被害をもたらした。東京労働安全衛生センターは同年4月に設立したばかりの建築物石綿含有建材調査者協会と共同で震災発生から2週間後の4月27日に現地に入り、調査を開始した。5月に入り、熊本県と熊本市の要請を受けた建築物石綿含有建材調査者協会は、行政の調査に同行し石綿が飛散するおそれのある吹付け材のある建物298棟を調査し、石綿飛散のリスクの高い建物を特定した。偏光顕微鏡を搭載した車両を準備して採取した材料を現場で分析し石綿含有の有無を判定した。通りに面した壁が崩落した特にリスクが高い建物1棟については緊急対策として除去工事が実施され、建築物石綿含有建材調査者協会は市から委託を受けて工事のアドバイザーを常駐させた。行政による初動の調査と対策としてはこれまでにない迅速な対応がとることができ、石綿の飛散防止に寄与した。

　2016年8月から被災した建物の公費解体が始まった。環境省は解体工事に伴う事前調査の徹底と建築物石綿含有建材調査者などの専門家による調査を指示する通知を出した。熊本県、熊本市、労働基準監督署は解体される建物を巡回し石綿含有建材の取扱いについて監視と指導を強化した。熊本市は解体現場のすべての現場の立ち入りをめざし、連日現場を巡回した。

　東京労働安全衛生センターは3回熊本市の立ち入りに同行し、28の解体

中の現場を訪問した。28現場のうち11％に当たる 3 現場で石綿含有成形板の破砕が見られた。11％というと高いように思えるかもしれないが、全国平均の19％の約半分（**86ページ表 4**）であり、被災地という状況を考慮すれば、奮闘していると見るべきだろう。熊本労働局の立ち入り検査では885件のうち16％に当たる114件で石綿含有建材の見落としがあり[12]、熊本市の調査よりも若干高めだが同程度の水準だ。逆に見ると地方行政が監視を強化しても限界があり、一部の解体現場では依然として石綿含有成形板を対策なしで除去している状況があることを示している。

　熊本地震における石綿対策をまとめると以下のとおりとなる。

　①初期の段階で自治体はレベル 1 に相当する吹付け石綿などのリスクの高い石綿含有建材の把握と対策を実施した。

　②建物の解体工事で問題となるレベル 3 に当たる成形板については、国が事前調査の徹底の通知を出し、自治体と労働基準監督署は現場巡回によって監視を強化することによって、破砕などの不適切な事例をある程度は未然に防止することができた。

　この点は東日本大震災から前進したと言える。モデルケースとも言える事例も見られた（**85ページ**）。

4．3 つの震災と石綿

　日本の石綿対策は1980年代後半の英国と米国での石綿対策の強化の流れを見過ごし、遅れをとり、1975年から95年まで大きな法規制の強化が行われることがなかった。阪神・淡路大震災はこの空白の20年間を終わらせる一つの契機となったとも言える。労働省は1995年特化則を改正し、吹付け石綿除去時の規制を強化し、同時にクロシドライトとアモサイトの使用を禁止する。この改正は公布同年 1 月25日、施行 4 月 1 日であることから、阪神・淡路大震災以前から検討されていたものではあるが、この時期に施行されたことにより、震災後の吹付け石綿除去からの飛散抑制に一定の貢献をしたのかもしれない。

しかし、実態は石綿飛散が広く確認されている。翌1996年には環境省が大気汚染防止法を改正し、吹付け石綿等の除去作業を特定粉塵排出等作業として除去時の規制を開始した。

　その後、厚生労働省は2004年10月に建材など10品目について石綿の使用を禁止し、「クボタショック」の直後に石綿含有建材の解体除去作業について規制する石綿障害予防規則を施行した。そして東日本大震災が発生した。

　東日本大震災での石綿対策の一つの特徴は、阪神・淡路大震災の総括から吹付け石綿などのレベル1建材については、発見と対策工事が行われた点といえる。この点は評価できるが、実施された吹付け石綿等（レベル1、2）の除去工事での漏洩事故が頻発していたことも明らかとなり、これが大気汚染防止法改正の一因であった。成形板等（レベル3）についての調査と対策は不十分であった。

　熊本地震では、東日本大震災後の解体工事で課題となった成形板対策について自治体などが主導して積極的に採られ、ある程度の成果を挙げた。しかし現行の法規制での監視強化には限界があり、理想的な対策工事が行われるようになるためには、法規制自体の強化、促進するための支援策、教育と宣伝が必要であることも明らかになった。

　熊本地震後の動きとしては2017年9月、環境省は「災害時における石綿飛散防止に係る取扱いマニュアル」を改定した。熊本地震を経験した行政担当者も委員に加わり、熊本地震を踏まえて、その経験が活かされた改訂となった。また、国土交通省は震災に備えるために石綿含有建材の所在をあらかじめ把握するための台帳整備を自治体に求めている。

　大震災は必ず起こる、と言われている。通常使用時の石綿含有建材の把握と管理を所有者に義務づけることによって石綿台帳を整備し、震災に備えることができる。そして震災が起こる前にそれらを計画的に除去し、震災による石綿リスクのない社会、そして石綿のない社会をつくることが最善の石綿対策である。

　東日本大震災と熊本地震の被災地での調査と活動は、環境再生保存機構
地球環境基金の助成を受けて実施された。

◇**参考文献**◇

1） 株式会社富士総合研究所．平成 8 年度環境庁委託業務建築物解体に伴うアスベスト飛散防止対策．1997.

2） 労働省．基安発第34号．建築物の解体又は改修の工事における労働者の石綿粉塵への曝露防止等について．1986.

3） 東京トリムテック．http://www.trimtec.co.jp/asbest/jokyo/jokyo.html#asp

4） 建設省住宅局建築指導課建設大臣官房官庁営繕部監督課監修：既存建築物の吹付けアスベスト粉塵飛散防止処理技術指針・同解説，日本建築センター，東京，1988.

5） 労働省労働基準局安全衛生部化学物質調査課編：建築物の解体又は改修工事における石綿粉塵への曝露防止のためのマニュアル，建設業労働災害防止協会，東京，1988.

6） Middleton A.P : The identification of asbestos in solid materials, Asbestos Properties, Applications, and Hazards Vol.1, Edited by Michaels. L, Chissick. S.S.A Wiley Inter science Publication. JOHN WILEY & SONS. Chichester, New York, Brisbane, Toronto. 1979.

7） U.S. Environmental Protection Agency : Test Method Interim method for the determination of asbestos in bulk insulation samples. 1982.

8） 中地重晴：阪神大震災で住民とボランティアが行ったこと，震災とアスベスト（ひょうご労働安全衛生センター編），アットワークス，大阪，49-57，2010.

9） 山本進：阪神大震災と環境保全　震災時の環境対策の概要とアスヘスト対策，都市政策：93，1998.

10） 神戸市環境．災害廃棄物処理事業業務報告書，30-32，1998.

11） 厚生労働省．基安化発1025第 3 号．建築物の解体等の作業における石綿曝露防止対策の徹底について．2012.

12） 厚生労働省．基安化発0913第 1 号．煙突内部に使用される石綿含有断熱材における除去等について．2012.

13） 井部正之．熊本復興の裏で進む「静かな時限爆弾」アスベストの飛散．ダイヤモンドオンライン．2017.5.11.

第5章　英国の石綿対策

第5章　英国の石綿対策

　英国における既存石綿含有建材は、英国安全衛生庁（HSE）が主導し、所有者の建物調査の義務、調査、分析などの資格制度、事業者のライセンス制など日本と比較してかなり厳格かつ体系的であり、日本にない制度や枠組みを運用している。**図1**に英国での石綿使用量と中皮腫の死亡者数を示す。英国での石綿の使用は19世紀に始まり、1930年代から大量消費時期に入る。したがって被害の顕在化も早く、中皮腫による死亡者の増加傾向は日本の2000年代よりも約20年早い1980年代に始まっている。石綿の対策も1931年には製造業での局所排気装置の義務づけ、1969年には建設業での規制を開始し、試行錯誤しながら、現在の規制に至っている。被害と対策の面で、英国の経験は日本の20年先を行っており、英国を参考として石綿対策を考えることは意味が大きい。HSEは石綿関連の情報を広くウェブサイトで公開している。また、私は2016年に訪英し、HSE担当者、教育研修機関、石綿除去現場を視察してきた。それらを交えて英国での石綿規制の背景、歴史、現状について検討する。

英国の石綿対策の背景

　英国は18世紀以降、世界の最先端の工業国として発展してきた反面、産業活動が原因となる労働災害、大規模な事故や公害問題が頻発し、大きな問題となってきた。18世紀には世界で最初の職業ガンであるロンドンの煙突掃除労働者のタールによる陰嚢ガンが報告され、1952年のロンドンのスモッグでは1万2,000人が死亡した。大きな事故としては1911年には200人以上が死亡したキンティンスヒル鉄道事故があり、1957年にはウインズケールの原子炉事故が発生した。石綿はこれらと同様という以上に「最悪」と言っても過言ではない大厄災である。数十年にわたり安全と信じられて使用された結果、現在では最大の職業上のリスクとみなされている。

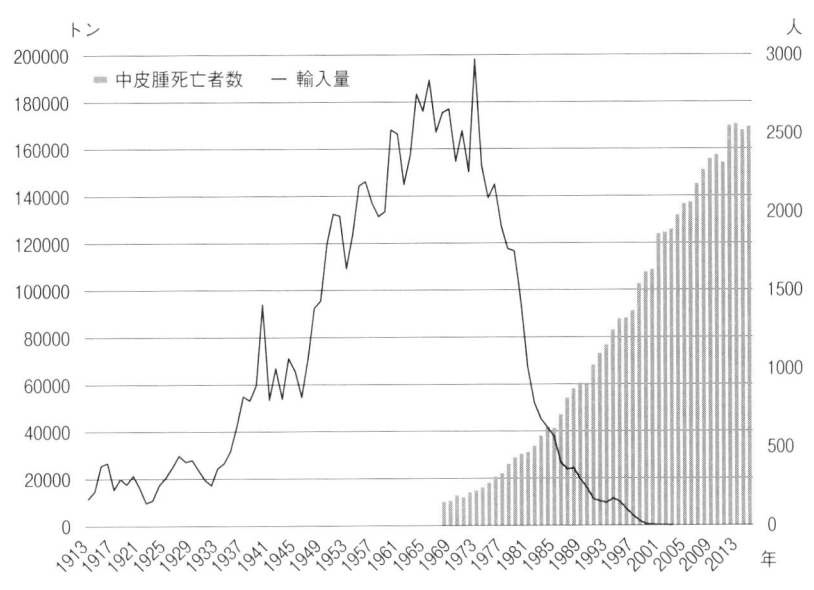

図 1　英国の石綿輸入量と中皮腫による死亡者数の推移

　産業活動がもたらす深刻かつ複雑で予測しにくい災害にどのように対処すべきか？　という問題に対して「ローベンス報告」（1972年）が出された[1]。ローベンス報告は、現状の複雑で膨大な法体系の明確化と統合、細分化された行政機関の統一と権限の強化、そして現場労使による自主的かつ主体的な取り組みの重視を改革の方向性として示し、これによって1974年に安全衛生法（Health and Safety at Work Act）が制定された。

　安全衛生法の目的は、①働く人の安全衛生および福利厚生を確保すること、②働く人の活動自体、またそれに関連して生ずる安全衛生へのリスクから、働く人以外の人々を保護すること、③爆発性、可燃性等の危険物質の保管と使用を管理し、危険物の違法な取得、保持、及び使用を防止すること、④有毒又は不快な物質の大気中への排出を管理すること、とされている。日本の労働安全衛生法は被雇用者である労働者を守るために、事業者の責務について規定しているが、英国の安全衛生はそれよりも広く、

産業活動全般から労働者や周辺住民を守るために使用者、自営業者、労働者等に対して安全衛生確保のための義務を課している。労働安全衛生法はそれまでの工場法や鉱山採石法のような個別の仕様規定型の法律を統合し、目標設定とそれを実現するための枠組みを規定している。

労働安全衛生法第2条には「事業者は、合理的に実行可能な範囲において、そのすべての従業員の就労中の安全衛生、及び福利厚生を実現する義務を負うものとする。」とある。「合理的に実行可能な範囲」とあるだけで具体的な内容は法律には規定されておらず、具体的な事項は規則（Regulations）、実施準則（Code of Practice）とガイダンスに委ねられている。それまでの労働安全衛生上の管理は工場法などの法律で細かい基準や規制を定めて、有害物質、危険業務や機械を規制するという発想だったが、そうした規制は産業の進展についていけない。新たな形態の災害が起きるたびに、それに対応する法規制を作っていくのでは後手にまわり、危険有害要因をすべて網羅することは難しい。

また、労働現場では機械の安全装置や排気装置の仕様のような細かい基準や規則に対応することが優先され目的化してしまい、人的な要因、組織的な要因が軽視される傾向に陥りやすい。そのため法律では大きな目標とそれを実現するための枠組みを示し、細則は実施準則以下で柔軟に対応する仕組みを作った。「合理的に実行可能な範囲」とはリスクに応じて現状の知見と技術において可能な手段をとるという趣旨で、実施準則に従うことによって実現できるが、労使の協議によってこれら以外の方法も採り得る。しかし災害が発生した場合には、事業者は実施準則以外の方法で法の要求を満たしていたことを実証しなければならない[2]。

労使の参加というリスクコミュニケーションの側面では、労働組合が労働者を代表する安全代表者を任命することができ、事業者は安全代表者と協議しなければならず、また、安全代表者の要請によって安全衛生委員会を設置しなければならない。これらの規定も日本の規制と比較して、労働者の参加をより確実にするものと言える。一方、国レベルの安全衛生委員

会ともいえる HSC（安全衛生委員会）は、使用者代表と労働者代表および地方自治体の代表で構成され、政策の研究と評価を通じて計画を立案する。個々の職場レベルでも、国レベルでもハイリスクつまり優先的な課題を特定し、戦略的に対策と改善を進めるために同様の手法つまりリスクアセスメントとリスクコミュニケーションを活用している。

　1992年には「労働安全衛生管理規則」（Management of Health and Safety at Work Regulations）により、リスクアセスメントが義務化され、自主対応的な側面が強化された。リスクアセスメントは、個々の企業や現場で労使が危険有害要因を特定しその大きさを評価し、許容できない危険有害要因に対して対策を取る方法に変えようというものである。危険有害要因を特定しその大きさを評価することが「リスクアセスメント」であり、リスクを体系的に管理し、より良い労働環境を労使で作り出すのが「マネジメントシステム」である。この方法は「自主対応」や「労使参加型」などとも呼ばれている。英国の生産現場では細かい法的な基準は最低限だが、事業者はリスクアセスメントによってリスク管理をしていなければ罰せられる。「大きなリスクを許容しない」とは、逆に言うと「リスクはゼロにはならず、許容できるリスクはやむを得ない」という発想である。この考え方は多くの国で取り入れられ、国際労働機関（ILO）はマネジメントシステムのガイドラインを示しており、日本でも厚生労働省が指針を出している。

　法の実行のために政府から独立した機関として HSE（安全衛生庁）と HSC（安全衛生委員会、2008年に HSE に統合）が設立され、原子力施設や鉱山での安全衛生問題から、工場、農場、病院、学校、海上のガス石油施設をはじめ、ガスの配管網、危険製品・物質の輸送、鉄道の安全、その他の労働者および一般市民の保護のための規制と監督を行っている。HSE の監督官は強力な権限を持つ。監督官の無条件の立ち入り権限は日本と変わらないが、罰則では起訴された場合は 2 年以下の拘禁刑または上限なしの罰金またはその両方を課せられることがある。2016年度の訴追件数は554

件、罰金は総額105億円にのぼる[3]。

　英国の労働安全衛生の特徴は、労使の自主対応の現場活動を重視し、それを実現するための枠組みを規定しながら、国レベルでも労使が参加するリスクコミュニケーションを進めて戦略的な対応を図る一方で監督行政によってハイリスクの部門への強力な管理を行っているといえる。

英国の石綿対策の歴史

　英国では1930年代から建材を含めた大量消費が始まった。ターナー兄弟社は19世紀後半から石綿を使用した断熱材、保温材の製造を開始し、世界の三大石綿企業に成長した。石綿製品製造工場での石綿肺の多発は19世紀末から問題となっており、肺がんは1932年には報告され、1943年にはドイツで職業病として認められ補償の対象となっている。中皮腫は1960年には報告されており、製造工場だけではなく施工現場での曝露、環境での曝露、家庭内での曝露のように低濃度曝露での危険が指摘された。石綿の危険性は労働者、労働組合、研究者、監督官によって再三警告され、症例の報告が公表されたが、抜本的な対策がとられることなく1950から60年代に大量に使用され、1973年に輸入のピークを迎え、製造、建設、造船などの広い業種で多くの労働者が石綿に曝露した[4]。

　英国では1931年に世界で最初の規制として石綿産業規則（Asbestos Industry Regulations）が制定され、生産工場での局所排気装置、密閉化、湿潤化、保護具の着用などが義務づけられた。日本での局所排気装置の義務化は1971年なので40年も早いことになる。1969年には石綿規則（Asbestos Regulations）が制定され、翌年施行される。局所排気装置の設置・保守・検査の実施、認定を受けた呼吸用保護具の着用などのほか、石綿含有建材の使用と除去を行う建設現場もすべて規制対象となった。これにより建設現場での施工、除去についても局所排気装置などの対策が義務づけられる。日本では吹付石綿の除去時の対策の義務づけは1995年、工事現場での石綿含有成形板の切断時の排気装置の義務づけは、石綿含有建材の製造

表2　石綿規制の日英比較

英国		日本	
1969	建設業での局所排気装置使用義務		未実施
1970	青石綿自主規制	1995	青石綿、茶石綿禁止（安衛法）
1980	茶石綿自主規制	1995	青石綿、茶石綿禁止（安衛法）
1983	除去業のライセンス制		未実施
1983	除去作業の届出	1995	除去作業の届出（安衛法）
1987	規制値0.2–0.6f/ml	2004	管理濃度 2 f/ml→0.15f/ml
2002	建物管理者の法的責任		未実施
2012	非ライセンス作業（成形板等）の届出		未実施

禁止の方が早かったため事実上行われなかった。

　1983年には断熱作業などのリスクの高い作業にライセンス性を導入し、除去作業の届出を義務づけている。1980年代には作業場所の規制値を1f/ml以下の水準に引き下げ、クロシドライト、アモサイトを使用禁止にしている。2002年には建物の所有者・管理者に石綿含有建材の管理義務を課した。日本と英国との規制の時期を比較すると（**表2**）、クロシドライト（青石綿）とアモサイト（茶石綿）の禁止が15から20年遅れ、英国での法律での禁止の1985年と比較しても10年遅れ、除去作業の届出は12年遅れ、濃度規制を1f/ml以下とする時期も17年遅れた。ライセンス制、分析や管理の資格制度、成形板等の除去作業の届出は日本では未実施である。

　このように世界で最も早く対策をとり、試行錯誤を続けてきた英国でさえ石綿対策に成功したとは言い難い。1931年の最初の規制から次の規制である石綿規則までの約40年間に使用された大量の石綿が現在の中皮腫被害の急増につながってしまった。石綿の規制が初期の段階でとられなかった理由は、肺がん・中皮腫の長い潜伏期間もあるが、石綿産業の攪乱と妨害によるところが大きい。クリソタイルは発がん性がないとする「クリソタイル安全説」は現在でも石綿産出国の企業や学者が主張している。

警告を無視して石綿製品を大量生産したターナー兄弟社は、多数の損害賠償請求を起こされ1994年には約2,000億円の賠償金を支払い、2001年に破産申請に至った。こうした歴史的な経緯があり、HSEの基本的なスタンスは「石綿対策は失敗した」ことを前提とし、過去の反省と総括のうえに既存石綿対策を打ち立てている。

英国の石綿規制の現状

　2002年の推定では英国には最大200万棟の工業用産業用ビルの内75％に石綿が残されており、用途は吹付け材・保温材・断熱材・成形板である。石綿含有建材の状況は日本とほとんど変わらない。残された石綿含有建材を規制する石綿管理規則（The Control of Asbestos Regulations 2012 以下CAR）は、2012年に制定されたもので、1931年の最初の規制である石綿産業規則が改訂を重ねたものである。英国の安全衛生は労使の自主的活動を重視するものだが、石綿は大きな被害を出している極めてハイリスクな物質であるために規則の側面が強く、柔軟に運用できる領域が小さい。

　しかし、リスクアセスメントとリスクコミュニケーションによる管理が基本的な戦略であることは変わりない。CARの実践のための具体的なアドバイスとして公認実施準則　（Approved Code of Practice 以下ACOP）とガイダンスがある。ACOPは法的な義務ではないが、ACOPに従うことにより規則の事項に関する法を順守する上で十分な行動をとったことになる。代替の方法を採ることができるが、安全衛生法違反で起訴され本基準の関連規定に従わなかったことが証明された場合には代替の方法で法を順守したことを証明する必要性がある。ガイダンスに従うことは強制ではなく、別な行動を取ることができるが、ガイダンスに従った場合には、法遵守のための十分な行動を取ったこととなる。HSEが発行している「石綿の管理と作業　石綿管理規則2012（Managing and working with asbestos Control of Asbestos Regulations 2012)」はCAR2012、ACOP、ガイダンスが項目ごとに並列に記載されており、分かりやすい。これはウェブ

サイトからダウンロードすることができる。

CAR2012における主な規定は以下のとおり。

（1）石綿作業の分類（CAR 第 2 、3 条）：ライセンス（CAR 第 8 条）が必要な作業は、リスクアセスメントで労働者の石綿曝露が散発的で低濃度（10分間測定で0.6f/ml 以下）に該当せず、または 4 時間平均で0.1f/mlを超えないことが実証できない作業または吹付け材、断熱材、断熱板に関する作業である。日本ではおおむねレベル 1 とレベル 2 の石綿作業に該当する。ライセンスが必要な作業は監督機関に届出が義務づけられている（CAR 第 9 条）が、これ以外にも届出が必要な作業は届出非ライセンス作業（Notifiable Non-Licensed Work: NNLW）と呼ばれる。届出が必要ない作業は、以下の条件を満たしている作業である。

条件 1 ：労働者の曝露が散発的で低濃度である。

条件 2 ：労働者の曝露が管理限界値（0.1f/ml）を超えないことがリスク評価から明らかである。

条件 3 ：作業が以下のいずれかに該当する。①固い建材への短期間の非継続的な保守作業（石綿繊維が材料に固く結着している劣化のない建材の破砕を伴わない除去、良好な状態の建材の封じ込め又は密閉）、②気中濃度測定と建材中の石綿含有の有無を確認するための試料採取と分析。

この条件を満たしていない作業は届出が必要となる。日本のレベル 3 （成形板）の除去作業で破砕を伴う作業は非ライセンス届出作業に当たる。

（2）建物所有者または管理者の建物の石綿含有建材の管理（CAR 第 4 条）：住宅以外の建物と集合住宅の共用部分については所有者または管理者による石綿含有建材の管理義務が課せられている。この規定は2002年の規制で追加されたもので、事実上、商業ビル・工場・学校・公共建築物を所有する法人・個人・公共機関は建物の石綿含有建材を調査しなければ規則によって罰せられる。石綿含有建材には潜在的にリスクがあり、建物の利用者が石綿に曝露しないことを確実にするために管理することがこの規定の趣旨である。管理のために調査（Management Survey）を実施し、

石綿含有建材の所在と状態を把握し、リスク評価を行う必要がある。その結果を記録し、曝露のおそれのあるすべての人に情報を提供しなければならない。石綿含有建材が存在するときは、その状態を監視し、危険な状態になった場合には除去等の対策をとる決定をする必要がある。

　調査のための資格として王立公衆衛生協会（RSPH）と英国労働衛生協会（BOHS）による調査者の資格制度があり、HSE は ISO 認証を受けた機関への委託を強く推奨している[5]。ACOP では、建物の修理やメンテナンスを行う作業者の石綿曝露を防止するための管理方法が記された計画書を準備すること、影響を受けるすべての人と協議のうえで、状況の変化に応じて計画書が定期的に見直され、更新されなければならないとしている。

　（3）石綿含有建材の調査（CAR 第 5 条）：事業者は十分なリスク評価を実施しなければ、労働者が撤去やメンテナンス他の石綿に曝露するおそれのある作業を行ってはならない。この規則は、石綿が飛散するおそれのある建物、保守、解体またはその他の作業が開始される前に、使用者がアスベストの存在およびその種類と状態を特定することを要求しているもので、CAR 第 4 条による調査記録を評価し、疑義がある場合は改めて調査するか、石綿を含有するとみなして管理することもできる。

　（4）石綿作業のリスクアセスメント（CAR 第 6 条）：この規制は、石綿除去作業などの石綿作業のリスクを特定するためのリスクアセスメントを事業者に実施することを要求している。重要な調査結果を記録し、従業員への曝露を防止または削減するための措置を講ずる要件を定めている。リスクアセスメントでは、石綿の種類を特定すること、曝露の特性と程度を決めること、対策の効果を検討すること、曝露モニタリングの結果を検討すること、合理的に実行可能な範囲で曝露の防止または低減のための措置を実施することなどが求められる。リスクアセスメントは労使による協労が基本であり、ガイダンスには、適切な協議は安全で健康的な職場環境と安全衛生文化の創造と維持に貢献するとしている。

　（5）作業計画（CAR 第 7 条）：事業者は石綿作業の詳細を記述した作

業計画を準備しなければ、石綿取扱い作業を実施してはならない。また、最終的な解体や施設の大規模改装の場合、作業計画は合理的に実行可能な限り、他の主要な作業が開始される前に石綿を除去しなければならないとされ、日本でよく見られる石綿除去工事と解体工事が同時進行することは禁止されている。ACOP では、作業計画は石綿作業の重要な要求事項であり、作業計画は現場スタッフが従う安全な作業方法を説明する実用的で有用な文書でなければならないとしている。ガイダンスでは、作業計画は適切に能力のある人によって策定されるべきこと、建物の所有者や労働者との徹底した議論は、計画過程の重要な部分であり、最も効果的な計画には、労働者、作業を実施・監督する運営スタッフからの意見が含まれるとされ、リスクコミュニケーションを重視している。

（6）ライセンス制（CAR 第 8 条）：事業者は、ライセンスが求められる石綿作業を行う場合には HSE の石綿ライセンス・ユニット（ALU）に申請し審査を受け、ライセンスを取得しなければならない。審査は、書面審査、取締役・安全衛生責任・契約管理者との面接および実地審査によって行われ、申請者は遂行能力（Competence）があることを証明しなければならない。最初の申請では、ALU 局長によって 1 年間のライセンス、1 年間の条件付きライセンス、条件付き拒否、拒否の決定がなされるという厳格な制度である。2015年度には240件の申請があり、その内50件が新規で、全体で26件が拒否されている。

（7）届出（CAR 第 9 条）：ライセンス作業については開始の14日前までに、非ライセンス届出作業については作業開始前までに監督機関に通知しなければならない。

（8）労働者への情報、教育、トレーニングの提供（CAR 第10条）：事業者は労働者に対して、適切な情報、教育、トレーニングを提供することによって、石綿の特徴と健康影響、製品の種類、曝露防止など11項目について理解していることを保証しなければならない。単に提供するだけでは不十分であり、ここでも労働者の遂行能力（Competence）が要求される。

ガイダンスには「トレーニングそれ自体によって労働者に適格性が備わるわけではない。適格性とは、訓練や現場での学習、指導や評価で習得される実行・統合力により時間とともに発現していくものである。」[6]とされている。情報、教育、トレーニングの提供は、定期的に実施されること、作業方法の変更に対応させること、リスクアセスメントによって得られた曝露の特徴と程度に合わせた方法で行われることが要求される。

情報、教育、トレーニングは、石綿の知識（Asbestos Awareness）、非ライセンス届出作業（NNLW）、ライセンス作業にそれぞれ対応する種類がある。石綿の知識は解体工事だけでなく保守点検に従事する労働者にも提供しなければならず、石綿の基礎的な知識を伝え、意識向上が求められ、石綿含有建材の破砕によるリスクを回避することが目的とされる。破砕を含む作業のためにはNNLWを含む教育とトレーニングが必要となり、これには隔離空間の組み立ての実地トレーニングなどが含まれる。ライセンス作業のためのトレーニングは、作業員、監督、管理者の別でコースがあり、例えば民間の教育機関である石綿除去業者協会（ARCA）では、作業員（3日間）、監督（3日間）、管理者（2日間）のコースを提供しており、実地研修のための模擬施設での研修を実施している（**写真1**）。

（9）石綿曝露と飛散の防止と低減のための技術的な規定（CAR 第11-16条）：事業者に対して、労働者の石綿曝露を防止すること、またはこれが不可能な場合は必要な手段及び抑制策を整備し、曝露を合理的に実現可能な限り低減することを求めている（第11条）。曝露低減の対策は、書面によるリスクアセスメントと作業計画で文書化されなければならない。曝露低減の方法には、曝露のおそれのある労働者の人数を最少にすること、破砕しないこと、乾燥状態での取扱いを避け湿潤化すること、作業が行われる前に作業領域の事前洗浄を実施すること、真空掃除機を使用して掃除すること、廃棄物を必要以上に現場に保管しないこと、作業場の隔離、密閉、局所排気装置や吸引装置の使用保護具の適切な使用、等々が含まれる。また、事業者は合理的に実現可能な限り石綿の飛散を防止または低減する

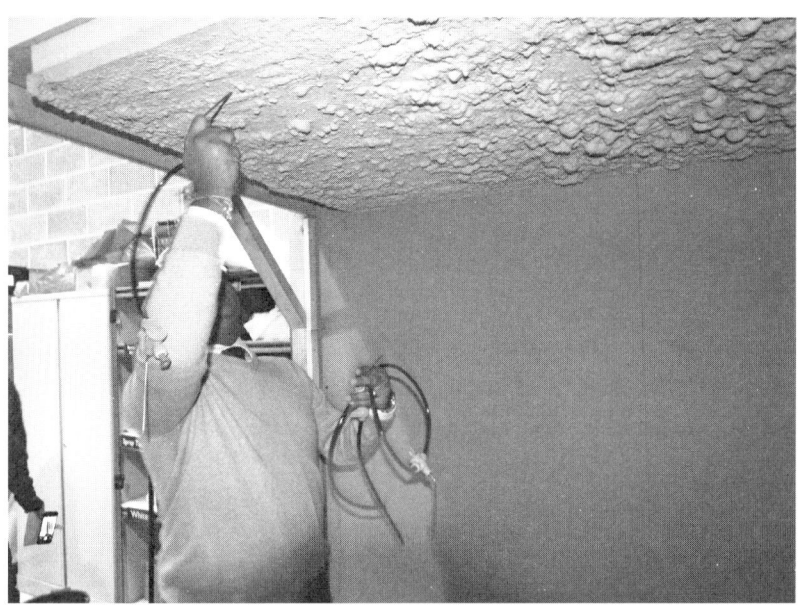

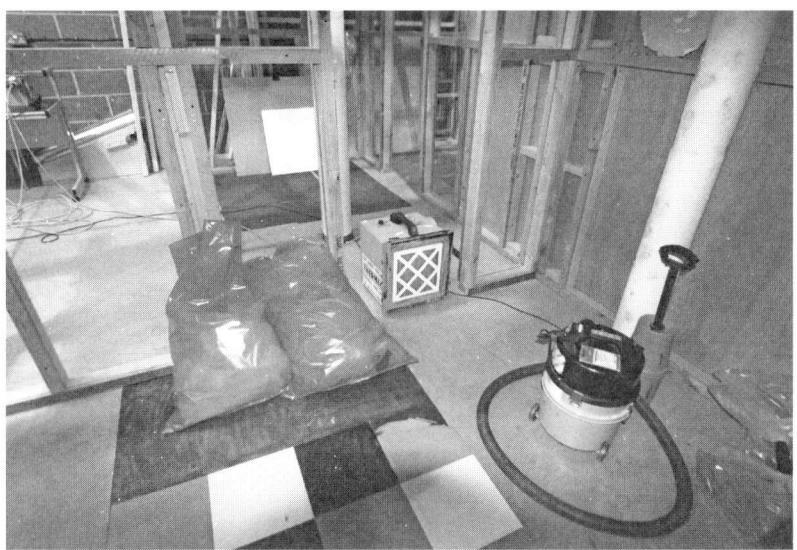

写真 1　英国 ARCA の研修施設の写真（上：吹付け材を模した材料を湿潤化する設備、下：作業区画を設営する練習のための設備）

義務を負う（CAR16条）。ACOPでは、作業レベルごとの密閉設備の設置方法、ライセンス作業での除染設備、廃棄物の移動方法、開放空間でのライセンス作業の方法、作業場周辺での気中石綿濃度測定について規定している。

（10）作業後の清掃（CAR第17条）：事業者はシフトごと、また、除去作業の完了後の清掃を実施しなければならない。屋内のライセンス作業では、①現場の状況確認と立ち入り前の事前検査、②隔離空間内の徹底的な目視検査、③ブラシで空気を撹乱しながらの気中石綿濃度測定、④隔離空間撤去後の最終評価、以上の4段階の検査を実施し、再専有許可証が発行される必要がある。この工程は完了検査と呼ばれ、実施するのはアナリストという有資格者である必要がある。

（11）精度の保証（CAR第20-21条）：気中石綿濃度測定、完了検査、試料の石綿含有の有無の分析を外部に委託する場合はISO認証を受けた機関でなければならない。それぞれの資格は王立公衆衛生協会（RSPH）と英国労働衛生協会（BOHS）が講習を実施している。

英国の石綿対策の特徴

　以上見てきたように、英国の労働安全衛生管理体制は、労使による自主的かつ自律的なリスク管理を重視すると同時に、重要な法規制についてはHSEによる強力な権限による違反への厳格な対応で法遵守を担保している。石綿対策も基本的にこの方針に沿っているが、石綿のリスクが非常に大きいことから、法的な遵守事項の部分が大きい。

　英国の石綿規制の柱は、①労使によるリスク管理、②建物所有者・管理者による調査と管理の義務、③除去事業者のライセンス制、④調査、分析、監視（アナリスト）、建物管理の4つの公的資格制度、⑤社会全体のリスクコミュニケーション、の5点が挙げられる。日本と比較すると、①の労使によるリスク管理は、現場での測定さえ義務づけのない日本では極めて弱いと言わざるを得ない。②の建物所有者・管理者の調査と管理と③のラ

イセンス制は日本では未実施、④の資格制度は調査者と作業主任者を除いて未実施である。

　⑤のリスクコミュニケーションについては、監督機関である HSE は、かつて石綿対策は失敗し、そのため甚大な被害が発生していること、また現在でも石綿は社会の中で最大のリスク要因であり、対策のための高い優先順位があることを認め、それを積極的に宣伝している。HSE のウェブサイトには石綿の情報に容易にアクセスできるページがあり、そのトップには、石綿によって交通事故を上回る毎年約5,000人が死亡していることが示されている。統計による中皮腫による死亡者約2,500人に肺がんによる死亡者を中皮腫と同数と推定しているもので、被災者の団体からは肺がんの推定が過小評価という批判があるが、石綿のリスクを明確に示し、伝えようとしている。

　英国の規制については、杉本通百則氏の「イギリスにおけるアスベスト管理規制の特質」が詳しい。

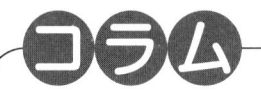

労働安全衛生日英比較

　英国ではリスクアセスメントは義務化されているが、日本では長い間ガイドラインなどの努力義務にとどまっていた。2016年にようやく化学物質のリスクアセスメントが義務化された。しかし私が関係している中小企業の現場では、「どうしたらよいか分からない」という声が多く聞かれる。現場でのリスクアセスメントの経験や蓄積が少ないために、急に現場でリスク評価を行うことができない。

　長い間、日本の労働安全衛生管理はどちらかというと法規制を重視する法規準拠型であり、法律と規則は守らなければならない仕様として存在してきた。ローベンス報告が指摘しているとおりに、リスクの軽重を現場労使で評価し、優先対策を行う柔軟な対応が苦手だ。労災統計もそれを物語っている。表のとおり、英国では労働災害の発生確率は日本よりも2割ほど高いが、10万人あたりの死亡者数は日本の1／4となっている（2005年のデータ）。英国では、小さな災害は多く発生しているが、死亡災害のような重篤な災害は日本よりもかなり少ない。

表　労働災害の日英比較

	被雇用者数	死傷者数	死亡者数	千人あたりの死傷者数	10万人あたりの死亡者数
英国	3130万人	622,000	144	19.9	0.46
日本	5197万人	545,007	972	10.5	1.87

英国のデータ：Kinds of accident in Great Britain, 2016
http://www.hse.gov.uk/Statistics/causinj/kinds-of-accident.pdf?pdf=kinds-of-accident
日本のデータ：中央労働災害防止協会「安全の指標」2016年。ただし被雇用者数は2014年の千人率から算出、死傷者数は2014年のデータ。

◇**参考文献**◇

1 ）　Safty and Health at Work, Report of the Committee 1970-72. Chairman Lord Robens. Her Majesty's Stationery Office, 1972. 日本語訳：労働における安全と保健：小木和孝・藤野昭宏・加地　浩訳，労働科学研究所，1996.

2 ）　花安繁郎．英国における最近の労働安全政策の動向．日本労働安全衛生コンサルタント会技術情報．23. 66. 2003.

3 ）　HSE ホームページ．http://www.hse.gov.uk/statistics/enforcement.htm

4 ）　Late Lessons from early warnings：the precautionary principle 1986-2000（日本語版「レイト・レッスンズ　14の事例から学ぶ予防原則」7 つ森書館2001）.

5 ）　HSG264.

6 ）　HSG227.

7 ）　杉本通百則．イギリスにおけるアスベスト管理規制の特質―「アスベスト管理規制」の実効性確保の条件―．別冊政策科学アスベスト特集号2017年度版，立命館大学政策科学会．171-199. 2017.

第6章 これからの石綿対策

第6章　これからの石綿対策

　これまで見てきたように石綿は現実の大きな被害を発生させている強力な発がん物質であり特別な対策が必要とされている。いまだ日本での対策は十分とはいえない。この章では、これからの石綿対策に必要なものは何かを具体的に考えたい。「石綿対策基本法」のように単一の法律として把握、管理、除去、管理の各段階を隙間なくカバーすることが理想的だが、「縦割り行政」の現状をリセットすることは困難である。現在の法律の体系を改善することを含めて検討する。

1. 石綿のない社会への目標設定

　日本ではこれまで1987年の「学校パニック」、2005年の「クボタショック」という2つの大きな石綿ショックを経験している。マスメディアの報道の過熱もあり、2つの石綿ショック後に学校などの公共施設の吹付け石綿が問題とされ、国が補助金を出し短期間に集中して除去工事等の対策工事が行われた。「クボタショック」直後には、石綿含有の分析と除去が集中し、分析は数ヵ月待ち、石綿除去業者の数は20倍になったとの指摘もある。経験不足の業者による事故も発生した。2006年には新潟県の小学校で除去の必要のない石綿含有建材の除去工事が行われ、児童が石綿に曝露した。2005年から2007年にかけての分析の精度と除去の適正さは疑わしい。私たちNPOも全国からの被害の相談と建物の相談の対応に追われ、そのとき進行していた危険を検証し警鐘をならすことができなかった。そして短期間の「騒動」が過ぎると多くの人は、「石綿問題は終わった」と信じた。大部分の石綿は調査さえされずに残されたままなのにもかかわらず。

　石綿除去は技量を必要とする困難な仕事であり、英国ではライセンス制によって厳格に管理されている。劣化により飛散リスクが高まらない限り除去は不要とされ、管理が重視される。これまで日本では石綿のリスクを

理解した対応ができていないと言わざるを得ない。

　これまでに1,000万トン輸入された石綿の大部分は私たちの身の回りに大量に残されている。数年ですべてを取り除くこと不可能だ。地震が多発する日本では、吹付け石綿と保温材等は可能な限り早く除去する必要があるかもしれないが、現状では調査の義務さえなく、総量も不明である。調査を実施し、総量を把握し、除去を促進し、計画的に吹付け石綿をすべて除去することが必要である。圧倒的に量が多いスレート板などの成形板も時間の経過とともに劣化し飛散リスクが高くなる。これらも年限を決めて除去し、石綿のない社会を実現することが重要である。

　2013年3月欧州議会は既存石綿廃止の展望に関する決議を採択した。それは調査に基づくリスク評価、リスク管理、計画的かつ安全な除去により、2028年までにEUに石綿ゼロ社会を実現するという方針を打ち出している。オーストラリアでは2013年に石綿安全・根絶庁が設立され、「石綿の管理と啓発のための国家戦略」を策定し総合的かつ戦略的に石綿含有建材を除去する計画が始まっている。大量の石綿含有建材を短時間にすべてを除去することはできない。石綿のない社会に至るまでの過程として、適正な把握（調査と分析）、管理、除去、廃棄が必要である。拙速を避け、優先順位をつけて安全かつ着実に除去することが重要である。

2．通常使用時の石綿含有建材の把握と管理

　日本では、基本的に石綿含有建材が除去されるそのときまで法的な規制は適用されない。石綿障害予防規則と建築基準法には劣化した吹付け石綿等による曝露防止の規定があるが適用するための具体的な方法、手続き、基準がなく適用できない。しかし、建物に残されている石綿によって現実の被害が発生している。労災認定された石綿による肺がんと中皮腫のうち約1％は劣化した吹き付け石綿からの曝露によるものである。

　発がん物質である石綿の所在を確認し、リスク評価し、管理すること、劣化の状態によって除去等の対策をとらなければこうした被害を止めるこ

とができない。英国では、2002年から建物の所有者、管理者に石綿のリスク管理を義務化し、罰則を適用し、成果を挙げている。

建物の所有者、管理者に一律的に石綿の調査と管理の義務を課すことが理想的だが、既存の法律の強化でもある程度は実現できる。日本では国土交通省に建物利用者を保護する責任がある。建築基準法には建物所有者に定期点検の義務を課している。現状でも1,000平方メートル以上の建築物には石綿に関する報告事項があるが、方法や基準が定められておらず、結果の精度も信頼できない。例えばこの制度を強化し、資格のある調査者による調査を義務づけ、方法と報告様式を厳格化することによって、一定規模以上の建物は管理できる。また、石綿障害予防規則第10条の規定である事業者の労働者を吹付け石綿から発生する石綿から守る義務を強化、具体化することによって労働者を守ることはできる。

3．すべての石綿含有建材の除去の規制強化

飛散リスクが高い吹付石綿等は17万トン、石綿含有成形板は4,300万トン製造された。大量に残された成形板の対策がこれからの石綿対策の要である。現状では吹付け石綿等については届出が義務づけられているが、成形板を含む建物の解体工事は届出義務がない。これらの解体工事は小零細事業場が行うことが多く、工期が短く、行政機関が把握し管理することが難しいために作業者や周辺住民の石綿曝露が懸念される。規制が弱いだけではなく、外装、内装、高所などあらゆる部位に使用されている成形板を飛散防止の対策を行いながら安全に取り外す技術的なガイドも不十分である。英国では2012年からセメント板や床用ビニルタイルなどの成形板の除去作業の届け出を義務づけている。自治体条例で届出や作業基準を決めて規制することにより、成果を上げている自治体もある。国レベルの規制強化と技術的な支援が必要である。

成形板の除去について規制しているのは厚労省の石綿障害予防規則である。吹付け石綿と保温材等（レベル1、2）の除去作業については労働安

全衛生法と石綿障害予防規則により労働基準監督署長への届出義務がある。成形板の除去についても届出を義務づけ、監視を強化する必要がある。一方、現状では解体現場の粉塵や騒音の苦情は地方自治体の環境部署に申し立てられることが多く、住民からの相談で動いてくれているのは環境部署の担当者である。自治体の環境部署は大気汚染防止法を執行する部署だが、大気汚染防止法は成形板を規制しておらず、実際には権限がない。大気汚染防止法に成形板の規制を追加することも検討すべきである。

　また、届出の点では建物の解体時には建設リサイクル法の届出義務がある。この届出内容を詳細にし、石綿の事前調査報告書などを提出するようにすることも可能である。届出情報を公開することも重要である。除去や解体工事での違反の多くは住民の通報によって発覚している。

４．公的資格とライセンスの整備と強化

　英国では、建物調査、建物管理、石綿含有分析、気中石綿濃度測定の計数、完了検査の５つの資格制度と除去事業者のライセンス制により石綿を管理している。日本には、発がん物質の調査、管理、除去において公的な資格は、石綿作業主任者と建築物石綿含有建材調査者の２つしかない。石綿含有建材の除去作業は作業主任者による作業の指揮などが必須だが、建物の石綿調査については調査者による調査は必須ではない。建物の調査は難しく、調査ミスによる石綿飛散事故が多発している。公的資格である建築物石綿含有建材調査者による調査を法的に義務づけることが必要である。

　石綿含有の有無の分析および気中石綿濃度の分析を行う者の公的な資格もなく、有資格者による分析の義務付けもない。これらは顕微鏡により分析者が眼で見て判断する分析法で、熟練を要する。分析者の養成、訓練、精度の管理が必要で、現状では２つの関係団体が自主的に実施している。厚労省は分析が可能な者について指針を出しているが、法的な拘束力はない。作業環境測定士のような法的に位置付けられた資格をつくり、資格者

の分析を義務づけること、定期的に精度を確認して、資格を更新する必要がある。

　建物の石綿含有建材の維持、管理、保全をする者の資格も存在しない。建築物石綿含有建材調査者は、建材の劣化状態の判断は行えるが、維持と保全までは講習項目に入っていない。

　発がん物質を除去する際には最も飛散リスクが高くなる。作業者の曝露や外部への漏洩の事故が多数報告されている。除去等の作業時には労働安全衛生法の資格である石綿作業主任者の指揮のもとで作業することが義務づけられているが、座学10時間の講習だけで取得できる資格であり、不十分である。除去作業は周囲の監視が難しい場所で行われ、安全対策を省略することによって会社は利益を得ることができる。漏洩事故を起こしても、事業者が罰せられることは少なく、その後の仕事も続けられるのが現状である。公的な機関が公正にライセンスを管理し、罰金、作業停止、ライセンス中止などの措置により除去業者を管理することが必要であり、それによって技術とモラルの向上が望め、事故を減らすこととができる。英国では行政機関による停止が可能なライセンス制を効果的に導入している。

5．石綿除去作業の監視の強化

　石綿除去現場からの石綿飛散事故とインシデントは、2016年の総務省の勧告の根拠となった報告書の52件、2017年には環境省が調査した106件例が報告されている。これは両省が自治体と労働基準監督署へのアンケート調査を実施して把握されたもので、氷山の一角である。2011年から13年に厚生労働省が実施した東日本大震災被災地での石綿除去作業場周辺の気中石綿濃度測定では16％で漏洩が認められた。作業者と住民の石綿曝露は今も続いている。抜本的な対策が必要である。

　石綿除去時の石綿飛散の原因は大別して、①調査、②除去技術、③品質の問題がある。これらを客観的に管理する必要がある。現状では、自治体（大気汚染防止法）と労働基準監督署（労働安全衛生法）が立入検査を行

うことができる。多くの場合、立入検査は除去設備の設置直後、作業開始前に1回行われており、その際に、①調査と②除去技術の一部を見ることができるが、除去作業中と除去終了後の検査を実施している行政機関は少ない。

　②の除去技術に関連して、除去中の監視としては、作業中の作業場内外の気中石綿濃度が測定されていないという問題がある。労働安全衛生法では、事業者に対して10の有害作業について定期的に作業環境測定を行う義務を課している。石綿もその一つだが、解体と除去の現場は臨時の作業場所であることから測定が行われていない。現実の大きな被害を出しているリスクが高い発がん物質のリスクアセスメントができておらず、作業場内の濃度低減のために改善もされていない。周辺への漏洩監視も行われておらず、一部の自治体が条例によって測定義務を課しているのみだ。その測定も除去事業者が下請けの測定機関に発注して実施されており、公正さが担保されていない。作業場内外の測定を義務化する必要がある。

　③の品質について、除去後の検査は非常に重要である。石綿が除去されたはずの建物に石綿が残されていると、その後建物を使用する人はそれと知らずに石綿曝露を受ける。また、その建物が解体されると解体作業に従事する作業者と周辺住民が石綿曝露を受ける。実際に不十分な除去のまま解体され、石綿が飛散した事例も多くある。吹付け石綿を除去する作業では除去した後で鉄骨やコンクリートなどの下地材をブラシなどで磨く工程があり、完全に石綿を除去することが重要である。手間がかかり、したがって費用がかかる作業である。解体される建物の石綿除去工事は取り残しがあっても証拠が残らない。発がん物質の除去が不十分なまま解体される要素が多いにもかかわらず、除去されたかどうかチェックする仕組みがない。除去事業者による自主的な検査では飛散を防ぐことができない。いくつかの自治体では完了検査を実施して成果を上げている。除去の完了検査を義務づける必要がある。

　また、地方自治法では石綿にかかわらず公共工事の完了については検査

義務があり、これを強化して対応することによって、少なくとも公共工事の完了検査は精度が確保できる。現状では行政機関の検査には限界がある。英国のようにクリアランス（完了検査）の資格制度を作ることを検討すべきだ。石綿除去作業の監視役となる測定者と検査者は公正さが要求される。工事の発注者が除去事業者を介さずに直接発注し、検査や測定などの結果は、検査者や測定者が直接自治体などの行政機関に報告する仕組みも必要だ。

6．罰則の強化

　厚生労働省は2016年から労働安全衛生法違反事案を公表している。2018年1月までの石綿関連の違反事案は5件で労働安全衛生法第22条（健康障害を防止するための必要な措置）違反が3件と第14条（作業主任者選任）違反が1件でいずれも最高罰則でも6月以下の懲役または50万円以下の罰金だが、罰則が適用されたかどうかは不明である。環境省の発表によれば、2015年度の大気汚染防止法の行政処分は第18条の19（作業基準適合命令、1時停止命令）が4件でこちらも最高罰則6月以下の懲役または50万円以下の罰金である。大気汚染防止法は故意犯でなければ罰せられないため命令が出たのみで罰則は適用されていない。飛散事故や不適切な除去が再三報道されているにもかかわらず、罰則が緩すぎ、適用件数も少な過ぎる。英国では2015年度に石綿についての改善命令198件、禁止命令187件、有罪件数49件であった。

　発がん物質を撒き散らし、労働者と住民の生命を危険にさらしても50万円程度の罰金では抑止効果は期待できない。節約できる工賃の方が高額になることもあり得る。著作権の侵害（映画の盗撮等）の10年以下の懲役または1,000万円以下の罰金、同じ環境省の廃棄物処理法は最大3億円の罰金と比較して公正さに欠ける。また、過失犯であっても罰則を適用する必要がある。

7．教育とリスクコミュニケーション

　石綿は強力な発がん物質であり、そのリスクは職域にとどまらず、建物曝露、環境曝露を現実に発生させている。職域のリスク対策としてリスクアセスメントと労働安全衛生マネジメントシステムが注目され、実践されている。現場の労使の主導によって職場に潜むリスクを見つけ出し、大きさを評価し、優先順位をつけて対策をとる手法である。リスクが職域を超えるときには建物利用者と周辺住民もリスクを受ける当事者となり、リスク情報を得て、それを評価し、対策に参加することによってリスク低減に役立つという発想がリスクコミュニケーションである。環境省は2017年に解体と除去現場での石綿のリスクコミュニケーションガイドラインを発表した。吹付け石綿等レベル１およびレベル２の除去件数は年間１万件、解体工事は年間20万件以上行われている。行政による調査でも、私たちの調査でもこの中の相当な割合、おそらく１割以上で石綿含有建材の取り扱いに問題がある。リスクコミュニケーションによる情報共有と住民の関与によって予防することが期待される。そのためには建物所有者、工事の事業者、労働者、住民への教育と宣伝が必要であるとともにコーディネートする立場となる自治体職員の養成も重要である。また、関連する届出情報をすべて情報公開請求によらずにホームページで公開することも必要である。

　国レベルのリスクコミュニケーションも重要である。つまり国の石綿対策に関する施策に当事者が関与することである。これまで環境省、厚生労働省などの法制度に関連する検討委員会には、製造会社や大手ゼネコン関係者などの石綿含有建材を製造、使用してきた業界側の委員が多く、被害者団体を代表する委員はほとんどの場合入っていない。石綿被害を最小にするための政策決定に参加すべき最重要の当事者は被害者とその家族である。最大の被害者団体である「中皮腫・アスベスト疾患・患者と家族の会」は、2002年厚生労働省に石綿の使用禁止を求める要請を契機に会が発足し、

2005年にはクボタ旧神埼工場周辺の石綿被害の発見に寄与し、最近では石綿麻袋の再生工場での被害を調査、報告するなど石綿被害の発見と予防に重要な役割を果たしている。同会の要請のとおりに2004年石綿の使用は大幅に規制され、「クボタショック」を契機に職業曝露だけではない住民の被害に対応すべく石綿被害救済法がつくられたことを見ても、被害者団体の活動が政策の先を進んでいることが分かる。

　予防のための規制に被害実態を知る被害者団体が参加することが是非とも必要である。

関係年表

1871年	英国：ターナー・ブラザース・アスベストス社操業開始
1879年	カナダ：セットフォードでクリソタイルの本格採掘開始
1898年	英国：石綿工場での石綿被害の報告
1930年	「ミアウェザー報告」長期労働者の66％に石綿肺
1931年	英国：「石綿作業規則」により工場での局所排気装置義務化
1935-49年	英国他：石綿工場での肺がんの報告
1943年	ドイツ：石綿肺をともなう肺がんを労働災害補償対象に
1946年	日本：日本石綿協会設立
1959-60年	「ワグナー報告」南アフリカのクロシドライト鉱山の労働者と住民の中皮腫
1969年	英国：「石綿作業規則」により建設業も含む規制
1970年	英国：青石綿の自主規制
1971年	日本：特定化学物質障害予防規則によりはじめての石綿規制
1972年	日本：労働安全衛生法施行
1974年	日本：石綿輸入量ピーク（約35万トン）
1976年	英国：石綿輸入量ピーク（約15万トン）
1980年	英国：茶石綿の自主規制
1981年	英国：石綿輸入量ピーク時の半分以下に（約6万7千トン）
1983年	英国：断熱作業などハイリスク作業のライセンス制
1986年	米国：規制値 0.2f/ml、建設業の規制強化
1987年	英国：規制値 0.2-0.6f/ml
1995年	日本：阪神・淡路大震災 石綿除去作業の届出義務化、青石綿と茶石綿の禁止
1997年	日本：石綿輸入量ピーク時の半分以下に（約17万6千トン）
1998年	世界：石綿生産量200万トン

1998-99年 EU とフランス　すべての石綿禁止

2002年　　英国：建物管理者の管理責任を明確化

2004年　　日本：建材等への石綿使用禁止、管理濃度を 2 f/ml から0.15f/ml に変更

2005年　　日本：クボタショック
　　　　　　石綿障害予防規則により解体現場の規制強化

2011年　　日本：東日本大震災

2012年　　英国：非ライセンス作業（成形板等）の届出

2016年　　日本：熊本地震

2018年　　日本：クボタ旧神埼工場の周辺住民の被害者339人に達する。

あとがき

　私が所属する NPO 法人東京労働安全衛生センターは「働く人々の命と健康を守る」ことを目的として設立された団体です。あたりまえですが「命と健康を守る」ということは黙っていて実現できるものではありません。それは歴史をみればよく分かりますが、ことさら石綿をめぐっては 1 世紀におよぶ労働者と被害者、各国政府、石綿産業、労働組合、各陣営の専門家がかかわる長く厳しい闘いの歴史があります。現代では「安全健康に働く権利」は当然のことで否定しようのない理念と思われているかもしれませんが、権利を獲得するために労働者と被災者がときに非情な努力を強いられることも多く、私たちには毎日のように相談が寄せられています。今の日本には、過労死やハラスメントの状況の増悪、介護や運輸などに集中する筋骨格系障害、胆管がんにみられる化学物質のリスク管理などの困難な課題が山積しています。石綿は古典的でありながら最強最悪の発がん物質として大きな被害を発生させているにもかかわらず、十分な管理ができていない状況が長く続いています。

　私が入所した1997年に約600人だった石綿による中皮腫の死亡者は、2017年には1,555人に達しました。稀な病気であった中皮腫と石綿関連疾患の被害が広がり、今では毎日のように被災者と家族が私たちの事務所を相談や活動のために訪ねるようになりました。その間、2003年にはアスベストの課題に特化した「中皮腫・じん肺・アスベストセンター」が、2004年には被災者団体である「中皮腫・アスベスト疾患・患者と家族の会」が相次いで設立されました。同じ年には石綿対策全国連絡会議が中心となって「世界アスベスト東京会議」が開催され、それを軸足としながら世界の石綿産業に対抗する世界とアジアのネットワークも構築されています。

　そして2005年「クボタショック」は一般環境での被害が最悪の形で起きていたことが明らかになりました。その後被害が拡大するものの、法整備

は不十分なまま経過し、石綿曝露は続いています。2013年にはそのような状況を危惧して多分野の専門家により「石綿問題総合対策研究会」が発足し、活発かつ自由な議論を重ねてきました。2014年の泉南アスベスト国家賠償請求訴訟の勝訴も重要なエポックを築きました。2016年には石綿調査の公的な資格である建築物石綿含有建材調査者の協会が設立し、調査、除去の技能の向上と公正さをめざす新たな勢力を形成しています。被害の拡大という背景の中で、「何とかしなければ」という思いを共有する人たちが、徐々にしかし確実に増えています。

本書は私がそのような人々の中に身をおきながら、これまでに発言や発表してきた「これからの石綿対策」をまとめたものです。これもまた「黙っていては実現できない」ものです。また思い込みや独断があるかもしれません。異なる意見もあると思います。それらも含めて本書が議論の契機となり、石綿対策が半歩でも一歩でも進み、被害を最小にすることができれば幸甚です。まだ道のりは長いですが、前向きな努力が実を結ぶことを信じます。

本書を執筆するに当たり、東京労働安全衛生センターと同センターが主催するアスベスト・リスクコミュニケーションプロジェクト、中皮腫・アスベスト疾患・患者と家族の会、ひらの亀戸ひまわり診療所、中皮腫・じん肺・アスベストセンター、労働者住民医療機関連絡会議、全国労働安全衛生センター連絡会議、石綿対策全国連絡会議、石綿問題総合対策研究会、建築物石綿含有建材調査者協会、全国建設労働組合総連合、日本環境測定分析協会、日本作業環境測定協会の関係者の皆様の協力、助言を頂きました。とりわけ被災し闘病しながら声を上げ行動してきた患者とその家族の皆さんには大きな励ましを頂きました。さまざまな現場での調査や測定では現場の多くの働く皆さんにご協力頂きました。東日本大震災と熊本地震

での調査と活動は環境再生保全機構地球環境基金の助成を受けて実施されました。また本書の発行に当たり、大原記念労働科学研究所の酒井一博所長、編集をお願いした原知之さん、オフィスさらさの永田佳さん、EFAラボラトリーズの金子岳史さん、弁護士法人房総法律の外山裕子さんにたいへんお世話になりました。すべての皆さんに謝意と敬意を表します。

著者　外山　尚紀（とやま　なおき）
特定非営利活動法人東京労働安全衛生センター所属
労働安全衛生コンサルタント、作業環境測定士、建築物石綿含有建材調査者
大原記念労働科学研究所協力研究員
日本作業環境測定協会インストラクター
日本環境測定分析協会インストラクター
建築物石綿含有建材調査者協会（ASA）副代表理事

主な著書

『図解あなたのまわりのアスベスト危険度診断』（共著）朝日新聞社、2005 年
『実践！建設業のためのアスベスト対策』（共著）建通新聞社、2007 年
『石綿関連疾患の病理とそのリスクコミュニケーション』（共著）篠原出版新社、
　2016 年

これからの石綿対策

2018 年 11 月 15 日発行

著　者	外山　尚紀
発行者	酒井　一博
発行所	公益財団法人　大原記念労働科学研究所

郵便番号 151-0051
東京都渋谷区千駄ヶ谷 1 - 1 -12 桜美林大学内 3 F
電話　03-6447-1435
FAX　03-6447-1436
URL　http://www.isl.or.jp

印刷所	亜細亜印刷株式会社

© 2018 The Ohara Memorial Institute for Science of Labour, Printed in Japan
ISBN 978-4-89760-334-6 C3047
落丁・乱丁本はお取り替えいたします。